# 临床专科护理规范与护理管理

主编 庞传勤 徐振丽 马 双 姚东菊 薛 靖

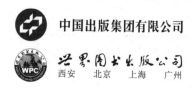

中国出版集团有限公司

世界图书出版公司
西安　北京　上海　广州

# 图书在版编目（CIP）数据

临床专科护理规范与护理管理/庞传勤等主编.——西安：世界图书出版西安有限公司，2023.6
ISBN 978-7-5232-0531-0

Ⅰ.①临… Ⅱ.①庞… Ⅲ.①护理学 Ⅳ.①R47

中国国家版本馆CIP数据核字（2023）第118775号

| | |
|---|---|
| 书　　名 | 临床专科护理规范与护理管理 |
| | LINCHUANG ZHUANKE HULI GUIFAN YU HULI GUANLI |
| 主　　编 | 庞传勤　徐振丽　马　双　姚东菊　薛　靖 |
| 责任编辑 | 张　丹 |
| 装帧设计 | 济南睿诚文化发展有限公司 |
| 出版发行 | 世界图书出版西安有限公司 |
| 地　　址 | 西安市雁塔区曲江新区汇新路355号 |
| 邮　　编 | 710061 |
| 电　　话 | 029-87214941　029-87233647（市场营销部） |
| | 029-87234767（总编室） |
| 经　　销 | 全国各地新华书店 |
| 印　　刷 | 山东麦德森文化传媒有限公司 |
| 开　　本 | 787mm×1092mm　1/16 |
| 印　　张 | 11.25 |
| 字　　数 | 221千字 |
| 版次印次 | 2023年6月第1版　2023年6月第1次印刷 |
| 国际书号 | ISBN 978-7-5232-0531-0 |
| 定　　价 | 128.00元 |

☆版权所有，侵权必究☆

# 编委会

## ◎ 主　编

庞传勤（山东省戴庄医院）

徐振丽（山东第一医科大学第三附属医院/济南市第四人民医院）

马　双（菏泽市第六人民医院）

姚东菊（山东省聊城市茌平区人民医院）

薛　靖（济宁医学院附属医院）

## ◎ 副主编

叶洪梅（山东省滨州市无棣县车王镇中心卫生院）

崔莉莉（邹平市长山中心卫生院）

马　勤（山东中医药大学附属医院）

王思滢（枣庄市山亭区水泉镇卫生院）

齐共菊（淄博市沂源县大张庄中心卫生院）

秦元华（沂源县燕崖卫生院）

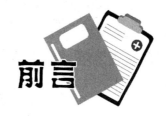

# 前言

护理学是以自然科学和社会科学理论为基础,研究维护、促进、恢复人类健康的护理理论、知识、技能及其发展规律的综合性应用科学,是医学科学的一门独立学科,包括了自然科学、生物学、物理学、化学、解剖学、生理学等。专科护理在我国医疗卫生事业的发展中发挥着极其重要的作用,广大护理工作者在协助临床诊疗、救治生命、促进康复、减轻疼痛及增进医患和谐方面肩负着大量工作。现代护理理论的提出是为了更好地解决临床护理工作中遇到的问题、难题,提高专科护理工作者的护理水平。因此,我们组织了一批具有丰富经验的护理专家,结合自身临床实践经验共同编写了这本《临床专科护理规范与护理管理》,展示了相关疾病在诊疗、护理过程中使用的新技术、新方法,尽力做到贴近临床,内容科学严谨,所有操作规程均符合国家规范和标准。

本书内容包括常用专科护理技术、护理管理、呼吸内科疾病护理、心内科疾病护理、普外科疾病护理和骨科疾病护理,重点介绍疾病概述、护理评估、护理诊断、护理目标、护理措施、护理评价等。本书是编者根据多年的临床护理工作实践,结合常见疾病的临床特点,并尽量考虑到可操作性和实用性,同时结合国内外医疗技术新进展、现代医院发展新要求认真讨论和总结编写而成。内容涵盖了各科常见病和多发病的护理实践,以贴近临床为重点,将护理理论融入护理实践,用简单、明了的阐述方式使本书内容通俗易懂,反映了护理临床和护理研究的最新成果。本书适合医学院校师生及各级卫生医疗机构护理人员参考使用。

我们的学识水平和语言组织能力有限,本书内容不能反映护理学的全部进展,书中存在的失误和疏漏之处,希望广大读者不吝赐教,以便后期改正。

《临床专科护理规范与护理管理》编委会
2023 年 2 月

# 目录

**第一章 常用专科护理技术** (1)
  第一节 气管插管术 (1)
  第二节 除颤术 (3)
  第三节 洗胃术 (5)
  第四节 胃十二指肠镜检查术 (7)
  第五节 腹腔穿刺术 (9)

**第二章 护理管理** (12)
  第一节 护理岗位管理 (12)
  第二节 护理规章制度 (22)
  第三节 护理人员培训 (32)
  第四节 病区护理管理 (37)

**第三章 呼吸内科疾病护理** (39)
  第一节 支气管扩张症 (39)
  第二节 支气管哮喘 (44)
  第三节 慢性阻塞性肺疾病 (47)
  第四节 胸腔积液 (55)
  第五节 肺脓肿 (64)

**第四章 心内科疾病护理** (70)
  第一节 高血压 (70)

第二节　心律失常 …………………………………………… (83)

　　第三节　心肌梗死 …………………………………………… (92)

第五章　普外科疾病护理 …………………………………………… (100)

　　第一节　甲状腺疾病 ………………………………………… (100)

　　第二节　急性乳腺炎 ………………………………………… (115)

　　第三节　胃十二指肠损伤 …………………………………… (120)

　　第四节　肝脓肿 ……………………………………………… (123)

　　第五节　胆道感染 …………………………………………… (128)

第六章　骨科疾病护理 ……………………………………………… (139)

　　第一节　脊髓损伤 …………………………………………… (139)

　　第二节　骨盆骨折 …………………………………………… (145)

　　第三节　关节脱位 …………………………………………… (149)

　　第四节　骨与关节感染 ……………………………………… (152)

　　第五节　骨肿瘤 ……………………………………………… (159)

参考文献 ……………………………………………………………… (171)

# 第一章

# 常用专科护理技术

## 第一节 气管插管术

气管插管术是指将气管导管经口或鼻插入气管内以建立有效气道的技术。其目的是保持气道的畅通；便于呼吸道管理及进行辅助或控制呼吸；清除呼吸道分泌物或异物；解除上呼吸道阻塞，减少气道阻力及无效腔；防止胃内容物、血液及分泌物导致的误吸；提供复苏药物的给药途径。

根据插管时是否用喉镜显露声门，分为经口明视插管术和经鼻插管术。临床急救中最常用的是经口明视插管术。

### 一、适应证

(1)呼吸、心搏骤停行心肺复苏者。
(2)呼吸功能衰竭需行有创机械通气者。
(3)气道梗阻者。
(4)气道分泌物不能自行咳出而需直接清除或吸出气管内痰液者。

### 二、禁忌证

气管插管没有绝对的禁忌证，但当患者有下列情况时应考虑慎重操作：①喉头水肿、气道炎症、咽喉部血肿、脓肿。②胸主动脉瘤压迫或侵犯气管壁。③颈椎骨折或脱位。④严重出血倾向。⑤面部骨折。

### 三、操作前护理

#### (一)患者准备

取仰卧位，头后仰，使口、咽、气管呈一条直线，喉头暴露不好，可在肩背部或颈部垫一小枕，使头尽量后仰。插管前使用简易呼吸器给予患者纯氧数分钟，以免因插管费时而加重缺氧。检查患者牙齿是否松动或有无义齿，如有义齿应事先取出并妥善保存。

(二)物品准备

气管导管、喉镜、气管导管芯、牙垫、注射器、吸痰管、吸引器、呼吸面罩及呼吸气囊、开口器等。气管导管多采用带气囊的导管，婴幼儿选用无气囊导管。喉镜：有成人、儿童、幼儿3种规格；镜片有直、弯两种类型，常用为弯形片，因其在暴露声门时不必挑起会厌，可减少对迷走神经的刺激。检查所需物品齐全、性能良好，如喉镜光源、导管气囊等。

(三)用药准备

根据医嘱使用镇静药、肌松剂或局部麻醉剂。

四、操作过程

(1)体位：将患者安置于仰卧位，头后仰，充分开放气道。

(2)准备导管：将管芯插入气管导管内并确保管芯位于导管前端开口1 cm处。

(3)暴露声门：操作者右手拇指推开患者的下唇和下颌，示指抵住上门齿，使嘴张开。左手持咽喉镜，从右嘴角置入，将舌体推向左侧，此时可见到腭垂（此为声门暴露的第一个标志）。顺舌背将喉镜前进至舌根，即可看到会厌的边缘（此为声门暴露的第二个标志），看到会厌边缘后，可继续稍做深入，使喉镜片前端置于会厌与舌根交界处，上提喉镜即可看到声门。操作过程中应注意以左手腕为支撑点，而不能以上门齿作为支撑点。

(4)清理气道，插入导管使用吸痰管充分吸引视野处分泌物。操作者右手持气管导管，对准声门，在吸气末（声门开放时），轻柔地插入导管过声门1 cm左右，迅速拔除管芯，导管继续旋转深入气管，深度为成人4～6 cm，小儿2～3 cm。

(5)判断导管位置，安置牙垫，退出喉镜。连接简易呼吸器进行通气，观察胸廓有无起伏，同时听诊两肺呼吸音是否对称，确定插管是否成功。有条件可应用二氧化碳浓度量化波形图判断。

(6)固定导管，封闭气道用长胶布妥善固定导管和牙垫。将气管导管囊内充气，一般需注入5～10 mL气体。

(7)连接人工通气装置。

## 五、操作后护理

### (一)气管插管的护理

随时了解气管导管的位置及固定情况,防止气管导管脱出。保持气管导管通畅,及时吸出口腔及导管中的分泌物。按时给予雾化吸入,保持气道内的湿润。

### (二)病情观察

严密观察患者生命体征、血氧饱和度及两侧胸廓起伏等变化。

## 六、注意事项

(1)插管前使用简易呼吸器给予患者纯氧数分钟,以免因插管费时而加重缺氧。

(2)根据患者的性别、体重、身高等因素选择合适型号的气管导管,男性患者一般选用 7.5~8.5 mm 导管,女性一般用 7~8 mm 导管。小儿气管导管内径的选择,可利用公式做出初步估计:导管内径 ID(mm)=4.0+(年龄÷4)。

(3)插管时,动作轻柔、准确,以防造成损伤。

(4)确定气管导管插入深度,自门齿起计算,通常男性 22~24 cm,女性 20~22 cm。气管导管顶端距气管隆嵴大约 2 cm。

# 第二节 除 颤 术

除颤,亦称为非同步电复律,是利用高能量的脉冲电流,在瞬间通过心脏,使全部心肌细胞在短时间内同时除极,使具有最高自律性的窦房结重新主导心脏节律的方法,主要用于转复心室颤动。根据电极板放置的位置,除颤可分为体外和体内两种方式,后者常用于急症开胸抢救者。本节主要阐述人工体外除颤。

## 一、适应证

适应证主要是心室颤动、心室扑动、无脉性室性心动过速者。

## 二、操作前护理

### (一)患者准备

去枕平卧于硬板床上,松开衣扣,暴露胸部,检查并除去身体上的金属及导电物质,了解患者有无安装起搏器。

### (二)物品准备

除颤仪,导电糊或4~6层生理盐水纱布,简易呼吸器,吸氧、吸痰用物,急救药品等。

## 三、操作过程

### (一)确定心电情况

监测、分析患者心律,确认心室颤动、心室扑动或无脉室性心动过速,需要电除颤。

### (二)开启除颤仪

连接电源线,打开电源开关,将旋钮调至"ON"位置,机器设置默认"非同步"状态。

### (三)准备电极板

将导电糊涂于电极板上,或用4~6层盐水纱布包裹电极板。

### (四)正确放置电极板

一个电极板放在胸骨右缘锁骨下第2~3肋间(心底部),另一个电极板放在左乳头外下方或左腋前线内第5肋间(心尖部),两电极板之间相距10 cm以上。

### (五)选择能量

双向波除颤仪为120~200 J(或参照厂商推荐的电能量),单向波除颤仪为360 J。儿童每千克体重2 J,第2次可增加至每千克体重4 J。

### (六)充电

按下"充电"按钮,将除颤仪充电至所选择的能量。

### (七)放电

放电前应注意查看电极板是否与皮肤接触良好,放电时电极板应紧贴皮肤并施以一定压力,但不要因为判断皮肤接触情况而影响快速除颤。放电前再次确认心电示波是否需要除颤,高喊口令:"让开"或"我离开,你离开,大家都离开",确认周围无任何人接触患者后按压"放电"按钮进行电击。注意电极板不要立即离开胸壁,应稍停留片刻。

### (八)立即胸外按压

电击后立即给予 5 个循环(大约 2 分钟)的高质量 CPR,再观察除颤后心电示波图形,需要时再次给予除颤。

## 四、操作后护理

### (一)病情观察

擦净患者胸壁皮肤,密切观察患者心律、心率和血压等生命体征,随时做好再次除颤的准备。

### (二)物品管理

关闭电源开关,清洁电极板,备心电图描记纸,除颤仪充电备用。

## 五、注意事项

(1)除颤前确定电极板放置部位要准确,局部皮肤无潮湿、无敷料。如患者带有植入性起搏器,应避开起搏器部位至少 10 cm。

(2)不可将涂有导电糊的两电极板相对涂擦,以免形成回路。不可用耦合剂替代导电糊。

(3)放电前确保任何人不得接触患者、病床及与患者接触的物品,患者胸前无氧气流存在,以免触电或发生意外。

(4)操作者身体不能与患者接触,不能与金属类物品接触。

# 第三节 洗 胃 术

## 一、适应证

一般在服毒后 6 小时内洗胃效果最好。但当服毒量大、所服毒物吸收后可经胃排出,即使超过 6 小时,多数情况下仍需洗胃。对昏迷、惊厥患者洗胃时应注意保护呼吸道,避免发生误吸。

## 二、禁忌证

(1)腐蚀性毒物中毒。

(2)正在抽搐、大量呕血者。

(3)原有食管胃底静脉曲张或上消化道大出血病史者。

## 三、洗胃液的选择

对不明原因的中毒应选用清水或生理盐水洗胃,如已知毒物种类,则按医嘱选用特殊洗胃液。

### (一)胃黏膜保护剂

对吞服腐蚀性毒物者,可用牛奶、蛋清、米汤、植物油等保护胃肠黏膜。

### (二)溶剂

脂溶性毒物(如汽油、煤油等)中毒时,可先口服或胃管内注入液状石蜡150～200 mL,使其溶解而不被吸收,然后进行洗胃。

### (三)吸附剂

活性炭是强力吸附剂,能吸附多种毒物。但不能很好吸附乙醇、铁等毒物。因活性炭的效用有时间依赖性,因此应在摄毒60分钟内给予活性炭。活性炭结合是一种饱和过程,需要应用超过毒物的足量活性炭来吸附毒物,应注意按医嘱保证给予所需的量。首次1～2 g/kg,加水200 mL,可口服或经胃管注入,2～4小时重复应用0.5～1.0 g/kg,直至症状改善。

### (四)解毒剂

可通过与体内存留的毒物发生中和、氧化、沉淀等化学反应,改变毒物的理化性质,使毒物失去毒性。

### (五)中和剂

对吞服强腐蚀性毒物的患者,可服用中和剂中和,如吞服强酸时可用弱碱(如镁乳、氢氧化铝凝胶等)中和,不要用碳酸氢钠,因其遇酸可生成二氧化碳,使胃膨胀,造成穿孔的危险。强碱可用弱酸类物质(如食醋、果汁等)中和。

### (六)沉淀剂

有些化合物可与毒物作用,生成溶解度低、毒性小的物质,因而可用作洗胃剂。乳酸钙或葡萄糖酸钙与氟化物或草酸盐作用,可生成氟化钙或草酸钙沉淀;生理盐水与硝酸银作用生成氯化银沉淀;2%～5%硫酸钠可与可溶性钡盐生成不溶性硫酸钡沉淀。

### 四、洗胃的护理

(1)严格掌握洗胃的适应证、禁忌证。

(2)解释洗胃的目的、必要性和并发症,使患者或家属知情同意并签字。

(3)取头低脚高左侧卧位。

(4)置入胃管的长度:由鼻尖经耳垂至胸骨剑突的距离,一般为50~55 cm。

(5)中毒物质不明时,应选用温开水或生理盐水洗胃,强酸、强碱中毒禁忌洗胃。

(6)水温控制在35 ℃左右,过热可促进局部血液循环,加快吸收;过冷可加速胃蠕动,从而促进毒物排入肠腔。

(7)严格掌握洗胃原则:先出后入、快进快出、出入基本平衡。应留取首次抽吸物标本做毒物鉴定。每次灌洗量为300~500 mL,一般总量为25 000~50 000 mL。需要反复灌洗,直至洗出液澄清、无味为止。

(8)严密观察病情,洗胃过程中防止误吸,有出血、窒息、抽搐应立即停止洗胃,通知医师。

(9)拔胃管时,要先将胃管尾部夹住,以免拔胃管过程中管内液体反流入气管内。

(10)洗胃后整理用物,观察并记录洗胃液的量、颜色及患者的反应,同时记录患者的生命体征。严格清洗和消毒洗胃机。

## 第四节 胃十二指肠镜检查术

胃十二指肠镜检查术是利用导光玻璃纤维束制成的内镜,从患者口中插入经过食管到达胃十二指肠,直视下清晰地观察胃十二指肠球部直至降部的黏膜状态,可进行活体的病理学和细胞学检查,对明确上消化道疾病的诊断有非常重要的作用,是目前应用最广、进展最快的内镜检查(纤维胃十二指肠镜检查)。

### 一、适应证

(1)有消化道症状,但不明原因者。

(2)急性或不明原因的慢性上消化道出血者。

(3)疑有上消化道肿瘤,但 X 线钡餐检查不能确诊者。

(4)需要随诊的病变,如消化性溃疡、萎缩性胃炎、胃手术后及药物治疗前后对比观察等,特别是对癌前病变的追踪观察。

(5)需要进行胃镜下治疗者,如摘取异物、急性上消化道出血的止血、食管静脉曲张的硬化剂注射与结扎、食管狭窄的扩张治疗等。

## 二、禁忌证

(1)严重心、肺疾病,如严重心律失常、心力衰竭、呼吸衰竭及支气管哮喘发作等。

(2)各种原因所致休克、昏迷等危重状态,无法耐受检查者。

(3)急性食管、胃十二指肠穿孔,腐蚀性食管损伤的急性期。

(4)患有精神疾病或意识不清、智力低下,不能合作者。

(5)严重咽喉部疾病、食管狭窄、主动脉瘤、严重食管静脉曲张者及严重的颈胸段脊柱畸形导致内镜难以插入者。

(6)急性肝炎、胃肠道传染病、慢性肝炎、艾滋病或肝炎病毒携带者为相对禁忌证,如必须行内镜检查,可用专用内镜,同时应备有特殊的消毒措施。

## 三、操作前护理

### (一)患者指导

向患者及家属介绍胃十二指肠镜检查术的目的、操作步骤和注意事项,解释检查具有安全无痛的特点,消除患者紧张情绪,签署知情同意书。仔细询问病史,以排除禁忌证。检测乙型肝炎、丙型肝炎、梅毒、艾滋病等病毒学标志,对病毒学阳性者准备专用内镜检查。

### (二)患者准备

指导患者练习术中体位,检查前禁食、禁饮 8 小时;禁止吸烟;取出义齿;已做钡餐检查者,应于 3 天后再行内镜检查;幽门梗阻者检查前 2~3 天宜进流质饮食,检查前 1 天晚需充分洗胃;出血多者需用冷盐水或 100 mL 盐水加去甲肾上腺素 8 mg 洗胃后再进行检查。若患者紧张,可遵医嘱给予镇静药。检查前嘱患者排空膀胱。

### (三)物品准备

(1)内镜检查仪器一套。

(2)喉头麻醉剂、润滑剂、镇静药及止血剂等。

(3)无菌手套、弯盘、牙垫、润滑剂、酒精棉球、棉签、纱布。
(4)活体组织检查用品等。

### 四、操作过程

(1)咽喉麻醉检查前5～10分钟用2%利多卡因喷雾向咽部喷2～3次,每次喷完后嘱患者将药物咽下。

(2)体位:患者取左侧卧位,双腿屈曲,头垫低枕,使颈部松弛,松开领口及腰带。患者口边置弯盘,牙垫置于口中,嘱患者咬紧牙垫。

(3)插镜:直视下经咬口将胃镜插入口腔,缓缓沿舌背、咽后壁向下推进至环状软骨水平时,可见食管上口,并将胃镜轻轻插入,当胃镜进入胃腔内时,要适量注气,使胃腔张开至视野清晰为止。

(4)拔镜:检查完毕退出内镜时尽量抽气,以防止患者腹胀。

(5)及时送检标本。

### 五、操作后护理

#### (一)病情观察

术后数天注意观察有无并发症发生,如:消化道穿孔、出血、感染等。发现异常及时通知医师并协助处理。

#### (二)物品处理

彻底清洁、消毒内镜及有关器械,妥善保管,避免交叉感染。

#### (三)注意事项

向患者解释术后可能会有咽痛和咽喉异物感,嘱患者避免用力咳嗽,数天后咽部不适可自行缓解。若患者出现腹痛、腹胀,可进行腹部按摩。术后1～2小时内避免吞咽唾液,防止由于麻醉未消退导致呛咳。麻醉消失后,可嘱患者饮适量水,如无呛咳,当天可进流质或半流质饮食。行活组织检查的患者应进温凉流质饮食。

## 第五节 腹腔穿刺术

腹腔穿刺术是为了诊断和治疗疾病,用穿刺技术抽取腹腔液体,以明确腹水的性质、降低腹腔压力或向腹腔内注射药物的局部治疗方法。

## 一、适应证

(1)抽取腹水进行各种实验室检查,以明确诊断。

(2)对大量腹水的患者,可根据病情放积液,以缓解积液压迫症状。

(3)腹腔内注射药物,以协助治疗作用。

## 二、禁忌证

(1)有肝性脑病先兆者。

(2)粘连性结核性腹膜炎、棘球蚴病、卵巢肿瘤患者。

## 三、操作前护理

### (一)患者指导

向患者及家属解释穿刺目的、操作步骤以及术中注意事项,减轻患者的心理压力。完善辅助检查,签署知情同意书。

### (二)患者准备

术前嘱患者排空膀胱。协助摆放穿刺体位,穿刺中避免随意活动、咳嗽或深呼吸,必要时遵医嘱给予镇静药。

### (三)物品准备

无菌腹穿包、无菌手套、试管、麻醉剂、量筒、胶布等。

## 四、操作过程

### (一)体位

协助患者取正确体位(可坐靠背椅、平卧、半卧、稍左侧卧位)。屏风遮挡,关闭门窗。

### (二)选择穿刺部位

常规取左下腹部脐与髂前上棘连线中外1/3交点处,或者取脐与耻骨联合中点上1 cm,略向右或左1.5 cm处,或侧卧位脐水平线与腋前线或腋中线延长线的交点。腹水少或包裹性积液者应在B超定位下进行穿刺。

### (三)消毒与麻醉

常规消毒穿刺部位皮肤,铺洞巾,经皮至腹膜壁层进行逐层麻醉。

### (四)穿刺抽吸腹水

术者持穿刺针从麻醉点逐层刺入腹壁,确认针尖在腹腔内后可抽取和引流积液。放积液时,用血管钳固定针头。

### (五)操作中护理

**1. 病情观察**

抽吸时,密切观察患者的脉搏、呼吸、面色等变化。若患者突觉头晕、恶心、心悸、面色苍白等不适,应立即停止抽吸,并密切监测血压,防止休克。

**2. 抽液量**

每次抽液不宜过快、过多,以免腹腔内压骤然降低,发生直立性低血压。肝硬化患者一次放腹水不超过 3 000 mL,以防止诱发肝性脑病和电解质紊乱。

### (六)标本送检

穿刺后,标本瓶粘贴标签,立即将标本送检。

### (七)穿刺部位处理

穿刺完毕用无菌纱布按压穿刺部位数分钟,然后用敷料覆盖并固定,可用多头腹带加压包扎。穿刺口有渗漏者,及时改用棉垫覆盖,并定时更换敷料。

## 五、操作后护理

### (一)休息与活动

嘱患者卧床休息24小时,绝对卧床6小时。鼓励患者多饮水;大量放腹水的患者床上活动时,应用手保护局部伤口,防止渗液。

### (二)病情观察

术后密切观察患者生命体征、意识,并及时记录。测量患者的腹围及体重,观察穿刺伤口的敷料情况,并保持伤口清洁、干燥。

# 第二章 护理管理

## 第一节 护理岗位管理

医院应当实行护理岗位管理,按照科学管理、按需设岗、保障患者安全和临床护理质量的原则,合理设置护理岗位,明确岗位职责、任职条件,健全管理制度,提高管理效率。

### 一、护理岗位设置

《卫生健康委员会关于实施医院护士岗位管理的指导意见》中对改革护士管理方式、护理岗位设置等方面提出了明确的要求。

#### (一)护理岗位设置的原则

1. 以改革护理服务模式为基础

实行"以患者为中心"的责任制整体护理工作模式,在责任护士全面履行专业照顾、病情观察、治疗处置、心理护理、健康教育和康复指导等职责的基础上,开展岗位管理相关工作。

2. 以建立岗位管理制度为核心

医院根据功能任务、规模和服务量,将护士从按身份管理逐步转变为按岗位管理,科学设置护理岗位,实行按需设岗、按岗聘用、竞聘上岗的制度,逐步建立激励性的用人机制。通过实施岗位管理,实现同工同酬、多劳多得、优绩优酬。

3. 以促进护士队伍健康发展为目标

遵循公平、公正、公开的原则,建立和完善护理岗位管理制度,稳定临床一线护士队伍,使医院护士得到充分的待遇保障、晋升空间、培训支持和职业发展,促进护士队伍健康发展。

**4. 建立合理的岗位系列框架**

运用科学的方法,收集、分析、整合工作岗位相关信息,对岗位的职责、权力、隶属关系、任职资质等作出书面规定并形成正式文件,制定出合格的岗位说明书。

### (二)护理岗位的设置

医院护理岗位设置分为护理管理岗位、临床护理岗位和其他护理岗位。

**1. 护理管理岗位**

护理管理岗位是从事医院护理管理工作的岗位,包括护理部主任、副主任、科护士长、护士长和护理部干事。护理管理岗位的人员配置应当具有临床护理岗位的工作经验,具备护理管理的知识和能力。医院应当通过公开竞聘,选拔符合条件的护理人员从事护理管理岗位工作。

**2. 临床护理岗位**

临床护理岗位是护士为患者提供直接护理服务的岗位,主要包括病房(含重症监护病房)、门诊、急诊科、手术部、产房、血液透析室、导管室、腔镜检查室、放射检查室、放射治疗室、医院体检中心等岗位。临床护理岗位含专科护士岗位和护理教学岗位。重症监护、急诊急救、手术部、血液净化等对专科护理技能要求较高的临床护理岗位宜设专科护理岗位。承担临床护理教学任务的医院,应设置临床护理教学岗位。教学老师应具备本科及以上学历、本专科5年及以上护理经验、主管护师及以上职称,经过教学岗位培训。

**3. 其他护理岗位**

其他护理岗位是护士为患者提供非直接护理服务的岗位,主要包括消毒供应中心、医院感染管理部门、病案室等间接服务于患者的岗位。

### (三)护士分层级管理

医院应当根据护士的临床护理服务能力和专业技术水平为主要指标,结合工作年限、职称和学历等,对护士进行合理分层。临床护理岗位的分级包括N0~N4,各层级护士按相应职责实施临床护理工作,并体现能级对应。

(1)医院层面依据护士学历、年资、岗位分类、工作职责、任职条件、技术职称和专业能力等综合因素,确定层级划分标准及准入条件。

(2)科室层面根据患者病情、护理难度和技术要求等要素,对责任护士进行合理分工、科学配置及分层级管理。N1~N4级护士比例原则为4:3:2:1,在临床工作中可根据医院及科室的实际情况酌情调整。

注明：专业能力培训重点是指各层级护士在承担相应级别护理工作期间,应接受高一层级护士的专业能力培训,以便在该层级期满以后顺利晋升到更高一层级。如 N0 护士准备晋升 N1 时,应具备 N1 护士的资质要求及临床能力,符合晋级条件,并接受 N1 级别标准的专业能力培训考核合格,方能晋升为 N1 级护士。

(3)护理部建立考核指标,对各层级护士进行综合考评及评定,以日常工作情况及临床护理实践能力为主要考评因素,并与考核结果相结合,真正做到多劳多得、优绩优酬,护士薪酬向临床一线风险高、工作量大、技术性强的岗位倾斜,实现绩效考核的公开、公平、公正。

## 二、岗位职责

### (一)护理管理岗位职责

1.护理部主任职责

(1)在院长及主管副院长的领导下,负责医院护理行政、护理质量及安全、护理教学、护理科研等管理工作。

(2)严格执行有关医疗护理的法律、法规及安全防范等制度。

(3)制订护理部的远期规划和近期计划并组织实施,定期检查总结。

(4)负责全院护理人员的调配,向主管副院长及人事部门提出聘用、奖惩、任免、晋升意见。

(5)教育各级护理人员培养良好的职业道德和业务素质,树立明确的服务理念,敬业爱岗,无私奉献。

(6)加强护理科学管理。以目标为导向,以循证为支持,以数据为依据。建立护理质量评价指标,不断完善结构-过程-结果质量评价体系。

(7)建立护士培训机制,提升专业素质能力。建立"以需求为导向,以岗位胜任力为核心"的护士培训制度。制定各级护理人员的培训目标和培训计划,采取多渠道、多种形式的业务技术培训及定期进行业务技术考核。

(8)负责护生、进修护士的教学工作,创造良好的教学条件和实习环境,督促教学计划的落实,确保护理持续质量改进。

(9)组织制定护理常规、技术操作规程、护理质量考核标准及各级护理人员的岗位职责。积极开展护理科研和技术革新,引进新业务、新技术。

(10)主持护理质量管理组的工作,使用现代质量管理工具,按照现有的护理程序,做好日常质量监管。

(11)深入临床,督导护理工作,完善追踪管理机制,做到持续监测、持续分析、持续改进。

(12)定期召开护士长会议,部署全院护理工作。定期总结分析护理不良事件,提出改进措施,确保护理工作持续高质量改进。

(13)定期进行护理查房,组织护理会诊及疑难疾病讨论,不断提高护理业务水平及护理管理质量。

(14)制定护理突发事件的应急预案并组织实施。

**2. 护理部副主任职责**

(1)在护理部主任的领导下,负责所分管的工作,定期向主任汇报。

(2)主任外出期间代理主任主持日常护理工作。

**3. 科护士长职责**

(1)在护理部、科主任领导下全面负责所属科室的临床护理、教学、科研及在职教育的管理工作。

(2)根据护理部工作计划制订本科室的护理工作计划,按期督促检查、组织实施并总结。

(3)负责督促本科各病房认真执行各项规章制度、护理技术操作规程。

(4)负责督促检查本科各病房护理工作质量,加强护理质量评价指标监测,利用管理工具对问题进行根本原因分析,制定对策,达到持续质量改善的效果。

(5)有计划地组织科内护理查房,疑难病例讨论、会诊等。解决本科护理业务上的疑难问题,指导临床护理工作。

(6)有计划地组织安排全科业务学习,负责全科护士培训和在职教育工作。

(7)负责组织并指导本科护士护理科研、护理改革等工作。

(8)对科内发生的护理不良事件按要求及时上报护理部,并进行根本原因分析,制定改进对策,做好记录。

**4. 护士长职责**

(1)门诊部护士长职责:①在护理部、门诊部或科护士长领导下,负责门诊部及其管辖各科室的护理行政及业务管理。督促检查护理人员及保洁人员的岗位责任制完成情况。②负责制定门诊护理质量控制标准,督促检查护理人员严格执行各项规章制度和操作技术标准规程,认真执行各项护理常规。③根据医院和护理部总体目标,制定本部门的护理工作目标、工作计划并组织落实,定期总结。④负责护理人员的分工、排班及调配工作。负责组织护士做好候诊服务。⑤组织专科业务培训和新技术的学习,不断提高门诊护理人员的业务技术水平。

⑥负责对新上岗医师、护士和实习生,进修人员介绍门诊工作情况及各项规章制度,负责实习、进修护士的教学工作。⑦落实优质护理措施,持续改进服务质量。⑧负责督促检查抢救用物、毒麻精神药品和仪器管理工作。⑨负责计划、组织候诊患者进行健康教育和季节性疾病预防宣传。⑩严格执行传染病的预检分诊和报告制度,对可疑传染病患者应及时采取隔离措施,防止医院感染。⑪制定门诊突发事件的应急预案,定期组织急救技能的培训及演练,保证安全救治。⑫加强医护、后勤及辅助科室的沟通,不断改进工作。⑬建立不良事件应急预案,加强不良事件的上报管理,并落实改进对策。

（2）急诊科护士长职责:①在护理部主任和科主任领导下,负责急诊科护理行政管理及护理部业务技术管理工作。②制定和修订急诊护理质量控制标准,督促检查护理人员严格执行各项规章制度和操作技术标准规程,认真执行各项护理常规。组织实施计划,定期评价效果,持续改进急诊科护理工作质量。③根据医院和护理部总体目标,制定本部门的护理工作目标、工作计划并组织落实,定期总结。④负责急诊科护理人员的分工和排班工作。⑤督促护理人员严格执行各项规章制度和操作技术规范,加强业务训练,提高护士急救的基本理论和基本技能水平。复杂的技术要亲自执行或指导护士操作,防止发生不良事件。⑥负责急诊科护士的业务训练和绩效考核,提出考核、晋升奖惩和培养使用意见。组织开展新业务、新技术及护理科研。⑦负责护生的临床见习、实习和护士进修的教学工作,并指定有经验、有教学能力的护师或护师职称以上的人员担任带教工作。⑧负责各类物资的管理,如药品、仪器、设备、医疗器材、被服和办公用品等,分别指定专人负责请领、保管、保养和定期检查。⑨组织护士准备各种急救药品、器械,定量、定点、定位放置,并定期检查、及时补充,保持急救器材物品完好率在100%。⑩加强护理质量评价指标监测及数据的分析、评价,建立反馈机制,达到持续改善的效果。⑪建立、完善和落实急诊"绿色通道"的各项规定和就诊流程,组织安排、督促检查护理人员配合医师完成急诊抢救任务。巡视观察患者,按医嘱进行治疗护理,并做好各种记录和交接班工作。⑫加强护理质量管理,检查监督消毒隔离,保证室内清洁、整齐、安静,防止医院感染。⑬建立不良事件应急预案,加强不良事件的上报管理,并落实改进对策。

（3）病房护士长职责:①在护理部主任及科主任的领导下,负责病房的护理行政及业务管理。②根据医院和护理部的工作目标,确定本部门的护理工作目标、工作计划并组织实施,定期总结。③科学分工,合理安排人力,督促检查各岗位工作完成情况。④随同科主任查房,参加科内会诊、大手术和新开展手术的术前讨论及疑难病例的讨论。⑤认真落实各项规章制度和技术操作规程,加强医护合作,严防不良事件的发生。⑥参加并指导危重、大手术患者的抢救工作,组织护理查房、护理会诊及疑难护理病例讨论。⑦组织护理人员的业务学习及技术训练,引进新业务、新技术,开展护理科研。组织并督促护士完成继续医学教育计划。⑧加强护理质量评价指标监测及数据的分析、评价,建立反馈机制,达到持续改善的效果。⑨经常对护理人员进行职业道德教育,不断提高护理人员的职业素质和服务质量。⑩组织安排护生和进修护士的临床实习,督促教学老师按照教学大纲制定教学计划并定期检查落实。⑪负责各类物品、药品的管理,做到计划领取。在保证抢救工作的前提下,做到合理使用,避免浪费。⑫各种仪器、抢救设备做到定期测试和维修,保证性能良好,便于应急使用。⑬保持病室环境,落实消毒隔离制度,防止医院感染。⑭制定病房突发事件的应急预案并组织实施。⑮协调沟通医护患、后勤及辅助科室的关系,经常听取意见,不断改进工作。⑯建立不良事件应急预案,加强不良事件的上报管理,并落实改进对策。

(4)夜班总护士长职责:①在护理部领导下,负责夜间全院护理工作的组织指导。②掌握全院危重、新入院、手术患者的病情、治疗及护理情况,解决夜间护理工作中的疑难问题。③检查夜间各病房护理工作,如环境的安静、安全,抢救物品及药品的准备,陪伴及作息制度的执行情况,值班护士的仪表、服务态度。④协助领导组织并参加夜间院内抢救工作。⑤负责解决临时缺勤的护理人员调配工作,协调科室间的关系。⑥督促检查护理人员岗位责任制落实情况。⑦督促检查护理人员认真执行操作规程。⑧书写交班报告,并上交护理部,重点问题还应做口头交班。

**(二)护理人员技术职称及职责**

1.主任/副主任护师职责

(1)在护理部主任或护士长的领导下,负责本专科护理、教学、科研等工作。

(2)指导制订本科疑难患者的护理计划,参加疑难病例讨论、护理会诊及危重患者抢救。

(3)经常了解国内、外护理发展新动态,及时传授新知识、新理论,引进新技术,以提高专科护理水平。

(4)组织护理查房,运用循证护理解决临床护理中的疑难问题。

(5)承担高等院校的护理授课及临床教学任务。

(6)参与编写教材,组织主管护师拟定教学计划。

(7)协助护理部主任培养教学、科研高级护理人才,组织开展新业务,参与护理查房。

(8)协助护理部主任对各级护理人员进行业务培训及考核。

(9)参与护理严重事故鉴定会,并提出鉴定意见。

(10)制订科研计划并组织实施,带领本科护理人员不断总结临床护理工作经验,撰写科研论文和译文。

(11)参与护理人员的业务、技术考核,审核、评审科研论文及科研课题,参与科研成果鉴定。

(12)参与护理技术职称的评定工作。

2.主管护师职责

(1)在本科护士长的领导及主任(副主任)护师的指导下,参与临床护理、教学、科研工作。

(2)完成护士长安排的各岗及各项工作。

(3)参与复杂、较新的技术操作及危重患者抢救。

(4)指导护师(护士)实施整体护理,制订危重、疑难患者的护理计划及正确书写护理记录。

(5)参加科主任查房,及时沟通治疗、护理情况。

(6)协助组织护理查房、护理会诊及疑难病例讨论,解决临床护理中的疑难问题。

(7)承担护生、进修护士的临床教学任务,制订教学计划,组织教学查房。

(8)承担护生的授课任务,指导护士及护生运用护理程序实施整体护理,做好健康教育。

(9)参与临床护理科研,不断总结临床护理经验,撰写护理论文。

(10)协助护士长对护师及护士进行业务培训和考核。

(11)学习新知识及先进护理技术,不断提高护理技术及专科水平。

3.护师职责

(1)在病房护士长的领导及主任护师、主管护师的指导下,进行临床护理及护理带教工作。

(2)参加病房临床护理实践,完成本岗任务,指导护士按照操作规程进行护理技术操作。

(3)运用护理程序实施整体护理,制订护理计划,做好健康教育。

(4)参与危重患者的抢救与护理,参加护理查房,协助解决临床护理问题。

(5)指导护生及进修护士的临床实践,参与临床讲课及教学查房。

(6)学习新知识及先进护理技术,不断提高护理业务技术水平。

(7)参加护理科研,总结临床护理经验,撰写护理论文。

4.护士职责

(1)在护士长的领导和上级护师的指导下进行工作。

(2)认真履行各岗职责,准确、及时地完成各项护理工作。

(3)严格遵守各项规章制度,认真执行各项护理常规及技术操作规程。

(4)在护师指导下运用护理程序实施整体护理及健康教育并写好护理记录。

(5)参与部分临床带教工作。

(6)学习新知识及先进护理技术,不断提高护理技术水平。

### 三、绩效考核

绩效考核是人力资源管理中的重要环节,是指按照一定标准,采用科学方法评定各级护理人员对其岗位职责履行的情况,以确定其工作业绩的一种有效管理方法,其考核结果可作为续聘、晋升、分配、奖惩的主要依据。建立科学的绩效评价体系是开展绩效管理的前提与基础,根据不同护理岗位的特点,使绩效考核结合护士护理患者的数量、质量、技术难度和患者满意度等要素,以充分调动广大护士提高工作水平的主动性和积极性。

**(一)绩效考核重点环节**

绩效考核的目的不是考核护士,而是通过"评估"与"反馈"提升护士工作表现,拓宽职业生涯发展空间。绩效考核包括三个重点环节。

1.工作内容和目标设定

护士长与护士就工作职责、岗位描述、工作标准等达成一致。

2.绩效评估

护士的实际绩效与设定标准(目标)比较、评分过程。

3.提供反馈信息

需要一个或多个信息反馈,与护士共同讨论工作表现,必要时共同制订改进计划。

**(二)绩效考核步骤**

绩效考核是一个动态循环的过程,是绩效管理中的一个环节。绩效考核的步骤如下。①绩效制度规划,包括明确绩效评估目标、构建具体评估指标、制定绩效评估标准、决定绩效评估方式;②绩效的执行,资料的收集与分析;③绩效考核与评价;④建立绩效检讨奖惩制度;⑤绩效更新修订与完善。

### (三)绩效考核内容

绩效考核的内容包括德、能、勤、绩四个方面。

**1.德**

德即政治素质、思想品德、工作作风、职业道德等。

(1)事业心:具有强烈的事业心及进取精神,爱岗敬业、为人师表,模范地遵守各项规章制度,认真履行职责。

(2)职业道德:具有良好的职业道德,热心为患者服务,能认真履行医德、医风等各项规定。

(3)团结协作:能团结同志并能协调科室间、部门间、医护间的工作关系。

**2.能**

能即具备本职工作要求的知识技能和处理实际工作的能力。

(1)专业水平:精通本专业的护理理论,了解本专业国内护理现状和发展动态,有较强的解决实际问题的能力和组织管理能力。

(2)专业技能:熟练掌握本岗技能,具有解决疑难问题的能力,并能指导护士的技术操作。

(3)科研能力:科研意识强,能独立承担科研课题的立项任务,开展或引进护理新技术、新业务。

(4)教学能力:具有带教或授课能力,能胜任院内、外授课任务及指导培养下级护士的能力。

**3.勤**

工作态度、岗位职责完成情况、出勤及劳动纪律等。

**4.绩**

绩即工作效率和效益、成果、奖励及贡献等。绩能综合体现德、能、勤三方面,应以考绩为主。

### (四)绩效考核类型

绩效考核不仅局限于管理者对下属绩效的评价,还应采取多种考核方式,以取得良好的评价效果。

**1.按层次分类有以下五种**

(1)上级考核:较理想的上级考核方式是每位护理人员由上一级管理人员来考核其表现,即逐级考核。这种方式便于评价护理人员的整体表现,反映评价的真实性和准确性。

(2)同级评价:同级的评价是最可靠的评价资料来源之一,因为同级间工作接触密切,对每个人的绩效彼此间能全面了解。通过同级评价可以增加护理人员之间的信任,提高交流技能,增加责任感。这种方式考评结果比较可信。

(3)下级评价:对管理者的评价可以直接由下级提供管理者的行为信息。为避免护理人员在评议上级时所产生的顾虑,可采取不记名的形式进行"民意测验",其结果比较客观、准确。

(4)自我评价:自我评价法是护理人员及管理人员根据医院或科室的要求定期对自己工作的各方面进行评价。这种方式有利于他们自觉提高自己的品德素质、临床业务水平和管理能力,增强工作的责任感。其结果还可用来作为上级对下级评价的参考,从而减少被考评者的不信任感。

(5)全方位评价:全方位评价是目前较常采用的一种评价方法,这种方法提供的绩效反馈资料比较全面。评价者可以是护理人员在日常工作中接触的所有人,如上级、下级、同事、患者、家属等,但实施起来比较困难。

2.按时间分类法有以下两种

(1)日常考核:护理人员个人和所在部门或科室均应建立日常考核手册。个人手册应随时记录个人业绩,包括业务活动、护理缺陷等情况。科室或部门应建立护理人员绩效考核手册,随时对员工的表现、护理质量、护理缺陷、突出的业绩予以记录。

(2)定期考核:定期考核为阶段性考核,可以按周、月、半年、年终等阶段进行考核,便于全面了解员工情况,激励员工的积极性。

**(五)绩效考核方法**

1.表格评定法

表格评定法是绩效考核中最常见的一种方法。此方法是把一系列的绩效因素罗列出来,如工作质量、业务能力、团结协作、出勤率、护理不良事件等制成表格,最后可用优、良、中、差来表示。此方法利于操作,便于分析和比较。

2.评分法

评分法是将考核内容按德、能、勤、绩的具体标准规定分值,以分值的多少计算考核结果。

3.评语法

评语法是一种传统的考绩方法,指管理者对护理人员的工作绩效用文字表达出来,其内容、形式不拘一格,便捷易行。但由于纯定性的评语难免带有评价者的主观印象,因此难以做到准确评价和对比分析。

**4.专家评定法**

专家评定法即外请专家与本单位的护理管理者共同考评,采用此方法护理专家既能检查、指导工作,又可交流工作经验且比较公正、专业。

**(六)绩效考评反馈**

绩效考评反馈是绩效考评的一种非常重要的环节,它的主要任务是让被考评者了解、认可考评结果,客观地认识自己的不足,以改进工作,提高护理质量。

**1.书面反馈**

书面反馈即对考核结果归纳、分析,以书面报告或表格的形式反馈给科室或当事人。

**2.沟通反馈**

沟通反馈即当面反馈,开始先对被评考人的工作成绩进行肯定,然后提出一些不足、改进意见及必要的鼓励。

## 第二节 护理规章制度

护理规章制度是护理管理的重要内容,是护理人员正确履行工作职责、工作权限、工作义务及工作程序的文字规定。它是护理管理、护理工作的标准及遵循的准则,是保障护理质量、护理安全的重要措施,并具有鲜明的法规性、强制性等特点。因此,护理人员必须严格遵守和执行各项护理规章制度。

本节仅列举主要的护理规章制度,各级管理者可根据医院实际情况不断修改补充,完善更新各项护理制度,并认真贯彻执行,定期督促检查执行情况。

**一、护理部工作制度**

(1)护理部有健全的组织管理体系,根据医院情况实行三级或二级管理,对科护士长、护士长进行垂直领导。

(2)按照护理部工作职责,协助医院完成护理人员的聘任、调配,负责培训、考核、奖惩等相关事宜。

(3)实行护理工作目标管理,护理工作有中长期规划,有年计划,季度安排,月、周工作重点,并认真组织落实,每年对执行情况有分析、总结,持续改进。

(4)依据医院的功能、任务制订护理工作的服务理念,建立健全适应现代医院管理的各项护理规章制度、疾病护理常规、护理技术操作规程及各级护理人员岗位职责和工作标准。

(5)根据医院的应急预案,制订护理各种应急预案或工作指南。

(6)有护理不良事件管理制度,并不断修订、补充、完善。

(7)有健全的科护士长、护士长的考核标准,护理部每月汇总护理工作月报表,发现问题及时解决。

(8)组织实施护理程序,为患者提供安全的护理技术操作及人性化的护理服务。

(9)定期深入科室进行查房,协助临床一线解决实际问题。

(10)护理质量管理实施三级或二级质量控制。护理部、护理质量安全管理委员会、大科护士长严格按照护理质量考核标准,督促检查护理质量和护理服务工作,护理部专人负责护理质量管理,对全院护理质量有分析及反馈,有持续质量改进的措施。

(11)定期组织召开各种会议,检查、总结、布置工作。

(12)护理教学:护理部专人负责教学工作,制订年度教学计划及安排,制订考核标准。定期组织各级各类护理人员继续医学教育培训及岗前培训、业务考核,年终有总结及分析。

(13)护理科研:有护理科研组织、有科研计划并组织实施,对科研成果和优秀论文有奖励方案。

## 二、会议制度

(1)医院行政办公会:护理副院长和护理部主任(副主任)参加。获取医院行政指令并汇报护理工作情况。

(2)医院行政会:全体护士长应参加。了解掌握医院全面工作动态,接受任务,传达至护士。

(3)护理部例会:1~2周召开1次。传达医院有关会议精神,分析讨论护理质量和工作问题,做工作小结和工作安排。

(4)护士长例会:每月召开1次。全体护士长参加,传达有关会议精神;组织护士长业务学习。通报当月护理工作质量控制情况,分析、讲评、研究护理工作存在问题,提出改进措施,布置下月工作。

(5)临床护理带教例会:护理部每学期召开不少于2次,科室召开每月1次。传达有关会议精神,学习教学业务。检查教学计划落实情况,分析、讲评、教学工作,做教学工作小结,布置工作。

(6)护理质量分析会:每年召开1~2次,对护理管理及护理工作中存在的问题、疑点、难点及质量持续改进等问题进行分析、通报,加强信息交流,采取有效的护理措施,规范护理工作。

(7)医院护理质量安全管理委员会会议:每年至少召开2次,分析、讲评、研究护理质量安全管理问题,修改、补充和完善护理规章制度、护理质量检查标准和护理操作规程。

(8)全院护士大会:每年召开1~2次。传达上级有关会议精神,护理专业新进展新动态,表彰优秀护士事迹,总结工作、部署计划。

(9)晨交班会:由护士长主持,全科护士参加,运用护理程序交接班,听取值班人员汇报值班情况,并进行床旁交接班,解决护理工作中存在的主要问题,布置当天的工作。每天08:00~08:30。

(10)病区护士会:每月召开1次,做工作小结,提出存在的问题和改进的措施,传达有关会议精神,学习业务及规章制度。

(11)工休座谈会:每月召开1次,由护士长或护士组长主持。会议内容:了解患者需求,听取患者对医疗、护理、生活、饮食等方面的意见和建议;宣传健康保健知识;进行满意度调查;要求患者自觉遵守病区规章制度等。

### 三、护理部文件档案管理制度

(1)护理部文件:①全院护理工作制度、工作计划、工作总结。②护理质量控制、在职培训、进修、实习情况。③各种有关会议纪要、记录。④护士执业注册、出勤、奖、惩、护理不良事件、晋升资料。⑤护理科研、新技术、新项目、科研成果、学术论文申报及备案资料。⑥上级有关文件及申报上级有关文件存底。⑦护理学习用书、资料。⑧护理部仪器设备,如打印机、扫描仪、计算机、相机等。

(2)护理部指定专人负责资料收集、登记和保管工作。

(3)建立保管制度,平时分卷、分档存放,年终进行分类、分册装订,长期保管。

(4)严格遵守保密原则,机密文件、资料的收发、传阅、保管须严格按有关程序办理,加强计算机、传真机的管理,护理部以外其他人员不得动用各种文件及仪器设备,严禁通过无保密措施的通信设施传递机密文件及信息。

(5)护理部文件不得带出护理部。如需借用,填写借用单,妥善保管,不能丢失,并在规定时间归还。

## 四、护理查房制度

### (一)护理部查房

(1)管理查房每月1次,查阅护士长管理资料。依据相关标准,进行全面质量检查、评价,提出改进意见。

(2)业务查房每季度1次,护理部组织。由科室确定查房病例,对各科危、重患者的护理每周1次,对护士的岗位职责、护理服务过程、分级护理质量、危重患者护理、疾病护理常规、技术操作规程、病区管理、差错事故隐患、医院感染控制、抢救药品、器械完好情况等工作进行检查、督促、落实。

### (二)教学查房

全院教学查房每季度1次,科室教学查房每季度1~2次。对护理病例进行分析、讨论,对主要发言人作点评,会前做好提问和答疑准备。

### (三)全院护士长夜查房

每周2次。夜班护士长不定时到科室查房,重点巡视护士岗位职责、规章制度的落实情况,解决护理工作疑难问题、临时调配护理人员,指导或参与危重患者抢救并做好值班记录。

### (四)节假日查房

节假日安排查房。护理部或科护士长组织对全院各病区进行巡查,检查各科值班人员安排是否合理,护士工作状态和规章制度的落实情况,指导危重患者抢救护理,及时解决护理工作中疑难问题。

### (五)护士长参加科主任查房

每周1次,掌握特殊、危重患者病情,了解护理工作情况和医疗对护理的要求。

## 五、护理会诊制度

(1)护理会诊的目的:解决重危、复杂、疑难患者的护理问题,切实、有效地提高护理质量。

(2)护理会诊工作由护理部负责,由各护理专科小组承担会诊任务,定期进行工作总结、反馈、整改。全院性会诊由护理部安排有关护理专家进行,会诊地点常规设在护理会诊申请科室。

(3)对于临床危重、复杂、疑难病例的护理,科室先组织护士进行讨论,讨论后仍难以处理,报告大科护士长协调处理,由大科护士长决定是否申请院内护理会诊。

(4)认真填写护理会诊申请单,经护士长书面签字后送交或电话通知大科护士长,再由大科护士长汇报护理部。

(5)护理部主任负责会诊的组织、协调有关护理人员进行会诊。

(6)会诊由护士长或管床护士汇报情况,会诊小组提出处理意见,并记录在会诊单上,科室执行处理意见详细记录在护理记录单上。会诊记录单一式两份,护理部一份,科室留存一份。

(7)参加护理会诊的人员由医院护理质量安全管理委员会成员、专科护士(经专科护士培训取得合格证,并具有一定临床工作能力)组成。

(8)普通会诊24小时内完成,急护理会诊2小时内完成。请院外护理会诊须经主管护理的院领导同意,由护理部向被请医院护理部提出会诊邀请。

### 六、护理制度、护理常规、操作规程变更制度

(1)护理制度、操作常规、操作规程变更,应立足于适应临床工作需要,规范护理行为,提高工作质量,确保患者安全。

(2)护理制度、操作常规、操作规程变更,由护理质量管理委员会负责。如有变更需求,护理部、科室提出变更意见和建议,待委员会讨论批准后执行。

(3)变更范围。①对现有护理制度、操作常规、操作规程的自我完善和补充。②对新开展的工作需要制订新的护理制度、护理常规或操作规程。

(4)护理制度、护理常规、操作规程变更后,应试行3~6个月,经可行性再评价后方可正式列入实施。文件上须标有本制度执行起止时间及批准人。

(5)变更后的护理制度、护理常规、操作规程由护理部及时通知全院护士,认真组织培训并贯彻执行。

(6)重大护理制度、护理常规、操作规程变更需与医疗管理职能部门做好协调,保持医疗护理一致性,并向全院通报。

### 七、护士管理规定

(1)严格遵守中华人民共和国《护士条例》,护士必须按规定及时完成首次执业注册和定期延续注册。

(2)护士执业过程中必须遵守相关法律法规、医疗护理工作的规章制度、技术规范和职业道德。

(3)护士需定期考核,接受在职培训,完成规范化培训和继续教育有关规定。

(4)护士应对自己的护理行为负责,热情工作,尊重每一位患者,努力为患者提供最佳的、最适宜的护理服务。

(5)护士要养成诚实、正直、慎独、上进的品格和沉着、严谨、机敏的工作作风,护士通过实践、教育、管理、学习等方法提高专业水平。

(6)护士的使命是体现护理工作的价值、促进人类健康;护士应与其他医务人员合作,为提高整个社会健康水平而努力。

**八、护士资质管理规范**

(1)护理部每年审核全院护士执业资质,按上级通知统一组织护士首次执业注册和延续注册(在注册期满前30天),对《中华人民共和国护士执业证书》进行集体校验注册。

(2)护理部协助人事部门审核招聘护士的身份证、毕业文凭、《中华人民共和国护士执业证书》。

(3)护理部负责审核进修护士的身份证、毕业文凭、《中华人民共和国护士执业证书》。

(4)护理部为转入护士及时办理变更执业注册,在有效变更注册前不得在临床单独值班。

(5)实习护士、进修护士、未取得《中华人民共和国护士执业证书》并有效注册的新护士不能单独工作,必须在执业护士的指导下进行护理工作。

(6)护理部对资质审核不合格的护士,书面通知相关人员,确保做到依法执业。

(7)按"各级护士考核制度"进行定期考核,考核合格方可注册。

(8)护士长严格执行上述规范,加强依法执业管理。

**九、护理质量管理制度**

(1)建立护理质量安全管理委员会,在分管院长及护理部主任的领导下进行工作,成立三级护理质量控制组织,负责全院的护理质量监督、检查与评价,指导护理质量持续改进工作。

(2)依据相关法律法规和卫生行政相关规范和常规,修订完善医院护理质量管理标准、规章制度、护理不良事件等管理制度。

(3)定期监督、检查各项护理规章制度、岗位职责、护理常规、操作规程落实情况,发现问题及时纠正。

(4)检查形式采取综合检查、重点检查、专项检查、夜班检查等。

(5)护理质量控制要求。①全院各病区每月检查不得少于1次,有整改措施、有记录。②根据护理工作要求,制订和完善患者对护理工作满意度调查表,每季度满意度调查1次,每个病区5张调查表。③按照《临床护理实践指南》进行护士的培训和考核,每年急救技术(CPR)操作培训,要求人人参训并掌握。

(6)对患者及家属的投诉、纠纷及护理安全隐患,做到三不放过(事件未调查清楚不放过,当事人未受教育不放过,整改措施未落实不放过)。对问题要调查核实讨论分析,提出改进措施和投诉反馈。

(7)每月汇总各类质控检查结果,作为护理部和科室质量改进的参考依据,存在问题作为次月质控考核的重点,年终质控结果与科室护理工作奖惩挂钩。

(8)护理不良事件管理登记完整,及时上报汇总,定期组织讨论,提出预防和改进措施。

(9)强化对全院护士的质量管理教育,树立质量管理意识,参与质量管理,定期进行护理安全警示教育。

## 十、重点科室、重点环节护理管理制度

### (一)重点科室护理管理制度

(1)重点科室包括重症医学科、急诊科、产房、血液透析室、手术室、供应室。

(2)根据相关要求,制订各重点科室的护理质量管理考评标准。

(3)科护士长严格按照质量标准的各项要求管理、督导护理工作。

(4)护理质量管理委员会对上述科室的护理工作进行重点检查。

### (二)重点环节护理管理制度

(1)重点环节包括以下内容。①重点环节:患者交接、患者信息的正确标识、药品管理、围术期管理、患者管道管理、压疮预防、患者跌倒/坠床、有创护理操作、医护衔接。②重点时段:中班、夜班、连班、节假日、工作繁忙时。③重点患者:疑难危重患者、新入院患者、手术患者、老年患者、接受特殊检查和治疗的患者、有自杀倾向的患者。④重点员工:护理骨干、新护士、进修护士、实习护士、近期遭遇生活事件的护士。

(2)落实组织管理。护士长应组织有关人员加强重点时段的交接班管理和人员管理,根据病房的具体情况,科学合理安排人力,对重点时段的工作、人员、工作衔接要有明确具体的要求,并在排班中体现。

(3)落实制度。严格执行各项医疗护理制度,护理操作规程。

(4)落实措施。病房针对重点环节,结合本病房的工作特点,提出并落实具

体有效的护理管理措施,保证患者的护理安全。

(5)落实人力。根据护士的能力和经验,有针对性地安排重点患者的护理工作,及时检查和评价护理效果,加强对重点患者的交接、查对和病情观察,并体现在护理记录中。

(6)控制重点员工,工作职责有明确具体的要求,并安排专人管理。

### 十一、抢救及特殊事件报告制度

各科室进行重大抢救及特殊病例的抢救治疗时,应及时向医院有关部门及院领导报告。

**(一)需报告的重大抢救及特殊病例**

(1)涉及灾害事故、突发事件所致死亡3人及以上,或同时伤亡6人及以上的重大抢救。

(2)知名人士、保健对象、外籍、境外人士的抢救,本院职工的病危及抢救。

(3)涉及有医疗纠纷或严重并发症患者的抢救。

(4)特殊危重病例的抢救。

(5)大型活动或其他特殊情况中出现的患者。

(6)突发甲类或乙类传染病及新传染病患者。

**(二)应报告的内容**

(1)灾害事故、突发事件的发生时间、地点、伤亡人数、分类及联络方式,伤病亡人员的姓名、年龄、性别、致伤、病亡的原因,伤者的伤情、病情,采取的抢救措施等。

(2)大型活动和特殊情况中发生的患者姓名、年龄、性别、诊断、病情、预后及采取的医疗措施等。

(3)特殊病例患者姓名、性别、年龄、诊断、治疗抢救措施、目前情况、预后等。

**(三)报告程序及时限**

(1)参加院前、急诊及住院患者抢救的医务人员向医务部(处)、护理部报告,参加门诊抢救的医务人员向门诊部报告,节假日、夜间向院总值班报告。在口头或电话报告的同时,特殊情况应填报书面报告单在24小时内上交医务部和护理部。

(2)医务部(处)、护理部、门诊部、院总值班接到报告后,应及时向院领导报告。

### 十二、护理投诉管理制度

（1）在护理工作中，因服务态度、服务质量、技术操作出现的护理失误或缺陷，引起患者或家属不满，以书面或口头方式反映到护理部或有关部门的意见，均为护理投诉。

（2）护理投诉管理制度健全，有专人接待投诉者，使患者及家属有机会陈诉自己的观点，并做好投诉记录。

（3）接待投诉时要认真倾听投诉者意见，并做好解释说明工作，避免引发新的冲突。

（4）护理部设有护理投诉专项记录本，记录事件发生的时间、地点、人员、原因、分析和处理经过及整改措施。

（5）护理部接到护理投诉后，调查核实，应及时反馈给有关科室的护士长。科室应认真分析事发原因，总结经验，接受教训，提出整改措施。

（6）投诉经核实后，护理部可根据事件情节严重程度，给予当事人相应的处理。①给予当事人批评教育。②当事人认真做书面检查，并在护理部或护士长处备案。③向投诉者诚意道歉，取得谅解。④根据情节严重程度给予处罚。

（7）对护理投诉，进行调查、分析并制订相应措施，要及时在护士长会议通报，减少投诉、纠纷的发生。

### 十三、护理不良事件报告及管理制度

护理不良事件是指医院对住院患者、孕妇及新生儿，由于护理不周，直接或间接导致患者受伤、昏迷，甚至死亡等事件。

（1）护理不良事件包括护理差错、护理事故、在院跌倒、坠床、护理并发症、护理投诉及其他意外或突发事件。

（2）主动及时报告：凡发生护理不良事件，当事人或者知情人应立即主动向科室领导或护士长报告，护士长向护理部报告，护理部及时上报医院领导。发生严重差错逐级上报不得超过24小时。

（3）护理部接到护理投诉，应热情接待，认真调查、尊重事实、耐心沟通、端正处理态度，避免引发新的冲突。调查核实后，应及时向有关科室的护士长进行反馈。

（4）及时补救：对护理不良事件采取积极有效的补救措施，将问题及对患者造成的不良后果降到最低限度，并立即报告医师及时抢救、启动应急预案及时处理。

（5）调查分析：发生护理不良事件，护理部应组织有关人员了解情况、核对事实，同时指导科室确定不良事件的性质及等级，找出原因，进行分析，上报书面材料。

(6)按规定处理:对护理不良事件,应根据医院有关规定进行处理,以事实为依据,客观、公正地按护理不良事件的判定标准评定处理,既要考虑到造成的影响及后果,又要注意保护当事护理人员。护理事故由医院医疗事故技术鉴定委员会定性或由医学会组织专家鉴定。

(7)吸取教训:护理不良事件的处理不是最终目的,关键是吸取教训,将防范重点放在预防同类事件的重复发生上。应视情节及后果,对当事人进行批评教育,召开会议。对事件的原因与性质进行分析、讨论,吸取经验教训,提出处理和改进措施,不断提高护理工作质量。

(8)发生护理不良事件的各种有关记录、检验报告、药品、器械等均应妥善保管,不得擅自涂改、销毁,必要时封存,以备鉴定。

(9)各科室及护理部如实登记各类护理不良事件,护理部指定专人负责护理不良事件的登记,详细记录不良事件发生的原因、性质,当事人的态度,处理结果及改进措施等。

(10)执行非惩罚性护理不良事件主动报告制度,并积极鼓励上报未造成不良后果但存在安全隐患的事件以及有效杜绝差错的事例。对主动报告、改进落实有成效的科室及护士长,在当月护士长会上给予口头表扬,并对不良事件进行分析、总结。对主动报告的当事人按事件性质给予奖励50~100元。如不按规定报告、有意隐瞒已发生的护理不良事件,经查实,视情节轻重严肃处理。

**十四、紧急状态护理人员调配制度**

(1)护理部、科室有护理人员紧急调配方案,担任紧急任务的人员需保持联络通畅。

(2)突发事件发生时,护理部、科室依照情况需要,统一组织调配。夜间、节假日由科室值班护士立即向医院总值班和病区护士长报告,总值班根据情况统一组织调配。

(3)院内、外重大抢救时,正常工作时间由护理部统一调配人员;夜间、节假日听从院总值班和护理部统一调配,同时向科护士长、病区护士长通报。护理部、科护士长或护士长接报后立即妥善安排工作。

(4)在岗护理人员有突发情况不能工作时,首先通知该病区护士长,安排人员到岗。病区有困难时,应逐级向科护士长、护理部汇报,由上级部门协调解决。

(5)病事假原则上应先请假或持有相关部门的有效假条作凭证。如遇临时特殊情况急需请假有书面报告,应立即向病区护士长报告,病区内安排有困难可逐级请科护士长、护理部协调解决,等待替换人员到岗后方可离开。

### 十五、护理人员培训与考核制度

**(一)岗前培训制度**

新护士必须进行岗前培训。由护理部负责组织护理专业相关内容培训。

**(二)在岗培训与考核制度**

(1)每年对各级护士要制订护理培训考核计划,包括基础理论、基本操作、基本技能、专科技能、新业务技术及应急处置技能培训。由护理部组织实施。

(2)要求护士参训率、考核合格率达标。

(3)根据专科发展需要,有计划选送护士进修学习。

(4)护理部每月组织业务授课,科室每月组织业务学习。

(5)组织继续护理学教育,完成年度规定学分,考核登记归档。

### 十六、护理人员技术档案管理制度

(1)护理人员技术档案由护理部指定专人管理,负责收集资料、整理、登记和档案保管工作,档案用专柜存放并上锁。

(2)档案内容包括护士的一般资料(姓名、年龄、婚否、性别、家庭地址和电话号码、学历、职称、职务、毕业学校、毕业时间、执业注册、论文发表、科研、晋升时间等)、护士年度行为评价资料、继续教育情况及一些特殊情况记录。

(3)技术档案登记完善、准确,不得随意涂改、伪造或遗失,保管者调动工作时应及时移交,并有记录。

(4)每年核对补充整理档案,发现问题及时解决。

(5)技术档案不得外借,以确保档案保密性。

## 第三节 护理人员培训

### 一、护理人员培训的目的与功能

**(一)护理人员培训的目的**

**1.角色转变需要**

帮助护理人员了解医院宗旨、文化、价值观和发展目标,增进护理人员对组织的认同感和归属感,尽快适应角色。

2.满足工作需要

学校教育主要是完成基础教育和基本专业技术教育,毕业时所拥有的仅仅为基础理论知识与技能操作方法。进入医院护理岗位后将从事的工作大多数则是专业性较强的理论知识与技能,所以必须对他们进行相应的培训。

3.适应发展需要

随着社会、经济、医学科学技术和教育的发展,只有通过接受培训,才能顺应发展的需要,不断转变观念,更新知识,提高技能,发展能力。

4.提升素质需要

培训可以促使具有不同价值观、信念、工作习惯的护理人员,按照社会、市场、岗位及管理的要求,形成统一、团结、和谐的工作团队和饱满的精神状态,提升护理人员整体素质,提高工作效率,创造优质护理服务质量。

**(二)护理人员培训的功能**

(1)掌握工作基本方法:通过培训,使新上岗的护理人员或调到新岗位的护理人员尽快进入工作角色,掌握工作基本方法,履行角色职责。

(2)理解护理工作宗旨:通过培训,帮助护理人员理解组织和护理工作的宗旨、价值观和发展目标,提高和增进护理人员对组织的认同感和归属感。

(3)改善护理工作态度:通过培训,强化护理人员的职业素质,为创造优质护理服务质量奠定基础。

(4)制订职业生涯规划:通过培训,协助护理人员结合自身特点制订职业生涯发展规划,使护理人员在完成各项护理工作的同时有意识地关注自身的发展,自觉地提高个人素质,最大限度地发展个人潜能。

在注重对个体培训的同时,有计划地进行护理人力资源团队的建设,以利于护理工作的顺利开展,有效优化护理质量,保障护理人力资源的可持续发展。

**二、护理人员培训的程序**

目前的护理人员培训程序一般由3个阶段组成:培训前准备阶段、培训中实施阶段和培训后评价阶段。

**(一)培训前准备阶段**

培训前准备阶段主要是进行培训需求分析、培训前测试和确立培训目标。培训需求分析是从医院发展、工作岗位需求及护理人员个人要求3个方面考虑。培训需求分析是确立培训目标、制订培训计划和评价培训效果的依据。

## (二)培训中实施阶段

在确定培训需求的基础上,培训者要根据目标制订出相应的培训计划。培训计划包括培训内容、时间安排、培训方法、学习形式、培训制度、受训人员和培训人员及必要的经费预算等内容。培训内容的选择应体现学习目标,既要考虑培训的系统性,也要考虑培训的可行性、适宜性;培训人员的选择要注重资格(教师本身的专业性)和责任心;培训方法与学习形式的选择应根据培训的目标、医院条件和岗位需求综合考虑。

## (三)培训后评价阶段

培训评价是保证培训效果的重要一环,其主要包括4个步骤。

### 1.确立评价目标

以目标为基础确立评价标准,标准应具体、可操作、符合培训计划。

### 2.控制培训过程

控制培训过程是指培训过程中不断根据目标、标准和受训者的特点,矫正培训方法和控制培训进程。培训过程中注意观察,及时了解培训情况,及时获得培训过程中的信息,矫正偏差,保证培训取得预期效果。

### 3.评价培训效果

评价培训效果包括培训效果的评价和培训经费使用的审核两个方面,常用的评价方法如下。

(1)书面评估表评价课堂理论培训效果。

(2)小组讨论形式评价,让受训者讲述学习收获和对培训的建议。

(3)相关试卷测试及技能考核。

(4)岗位实际工作考核,观察受训者在工作中使用新知识、新技能的情况。

(5)问卷调查,通过问卷比较受训者培训前后的工作表现。

培训经费使用的审核包括培训费用支出的有效性、可控性及合理性。

### 4.迁移评价效果

迁移评价效果是指把培训的效果应用于临床护理工作中,促进临床护理工作的优质化。

## 三、护理人员培训的形式和方法

### (一)培训形式

#### 1.岗前培训

岗前培训是使新员工熟悉组织,适应环境和岗位的过程。对刚进入工作单位的护士来说,最重要的是学会如何去做自己的工作,以及保持与自己角色相适应的行为方式。岗前培训能帮助新护士放弃自己与组织要求不相适应的理念、价值观和行为方式,以便尽快地适应新组织的要求、工作准则和工作方法。岗前培训首先要使新护士在和谐的气氛中融入工作环境,为以后的工作打下良好的基础。其次,要使护士了解医院的组织文化、经营思想和发展目标,帮助护士熟悉胜任工作的必要知识技能和职业道德规范,了解医院和护理系统的有关政策、规章制度和运转程序,熟悉岗位职责和工作环境。

2.脱产培训

脱产培训是根据医院护理工作的实际需要选派不同层次的护理骨干,集中时间离开工作岗位,到专门的学校、研究机构或其他培训机构进行学习或接受教育。这种培训可以系统地学习相关理论,因此,对提高培训人员的素质和专业能力具有积极影响。脱产培训包括短期或长期脱产学习、学历教育和新技能培训等形式。

3.在职培训

在职培训是指护理人员边工作边接受指导、教育的学习过程。这种培训方法多采用导师制,即由高年资护士向低年资护士传送知识和技能的过程。这种指导关系不仅体现在操作技能方面,同时,在价值观的形成、人际关系的建立以及合作精神培养等方面都具有指导意义。

培训的安排有集中式、分散式、集中与分散相结合3种。集中式是由护理部统一安排所有新护士参加护理部组织的培训;分散式则由各临床科室护士长组织相应的临床师资,对进入本科室的新护士进行针对性的专科培训。集中与分散相结合则兼有上述两种形式。

(二)培训的方法

(1)讲授法是一种以教师讲解为主的知识传授方法。通过教学人员的讲解可帮助学员理解有一定难度的知识,并且可同时对数量较多的护理人员进行培训。讲授法培训也可以结合案例分析进行讨论。可用于职业道德、规章制度、专科护理技术、护士礼仪等培训。

(2)演示法是借助实物和教具,通过操作示范,使学员了解某项操作的完成步骤的一种教学方法,如心肺复苏术、呼吸机、监护仪、输液泵的使用等内容。演示法能激发学习者的学习兴趣,有利于加深对学习内容的理解。也可通过运用光盘、录像带、幻灯片等教具介绍医院的发展情况、医院环境、组织规模等,进行护士职业道德、行为规范、基础护理操作技术等教育。

(3)案例分析法是通过观察和分析,让学员针对案例提出问题并找出解决问题方法的一种教学方法。案例分析法可以培养学员观察问题、分析问题和解决护理问题的实际能力。

(4)讨论法是一种通过学员之间的讨论来加深对知识的理解、掌握和应用,并能解决疑难问题的培训方法。讨论法有利于知识和经验的交流,促使受训者积极思考,从而锻炼和培养实际工作能力。

(5)研讨会是以学员感兴趣的题目为主,进行有特色的演讲,并发放相关材料,引导学习者讨论的培训方法。研讨会需要合适的场地,对参会人员数量和时间也有一定要求,这些因素都限制了研讨会的举行。其适合在学校、研究机构或其他培训机构进行。

(6)其他方法:视听和多媒体教学法、角色扮演等方法均可选择性地运用于护理人员的培训教育。计算机网络技术的发展、远程教育手段等技术的应用,为提高护理人员的培训质量提供了更加广阔的前景。

(三)培训的内容

1.公共部分

由护理部制订培训计划并组织实施,一般为1~2周。公共部分包括医院简介、医院环境、医院组织体系、有关规章制度、职业道德、护士礼仪与行为要求、有关法律法规及护理纠纷的防范、基本护理技术、急救技术(如心肺复苏)、院内感染预防、护理文书书写等,有些医院还组织新护士的授帽仪式。

2.专科部分

由各临床科室分别制订计划并逐项落实,普通科室为3~4周,ICU、CCU、急诊科一般为6~8周。专科部分包括熟悉本科室环境、人员结构、各类人员职责、各班工作要求、质量控制标准等,以及本科室常见病和常见急症的主要临床表现、治疗(救治)原则及护理措施、主要专科检查和特殊诊疗技术的临床应用及主要护理措施(如各种造影检查、心电监护、呼吸机的应用)等。

(四)培训的考核

(1)公共部分由护理部统一组织安排,分为理论和技能两部分,理论部分包括有关规章制度、职业道德、护士礼仪与行为要求、有关法律法规及护理纠纷的防范、护理文书书写等内容;技能部分为主要基础护理操作技术、护士礼仪及语言的考核。

(2)专科部分由各专科护士长组织有关临床师资负责,以理论考试为主,包括护士的职责、各班工作要求、本科室常见病和常见急症的临床表现、治疗(救治)原则及护理措施、专科主要检查和特殊诊疗技术的临床应用及护理(如各种造影检查、心电监护、呼吸机的应用)等。

(五)继续护理学教育

继续护理学教育是继护士的规范化培训之后,以学习新理论、新知识、新技术和新方法为主的一种终生性护理学教育。继续护理学教育主要内容包括学术会议、专题讲座、调研考察报告、护理疑难病例讨论会、技术操作示教、专题培训班等,一般以短期和业余学习为主。

1.学分授予

继续护理学教育实行学分制,分为Ⅰ类学分和Ⅱ类学分。

2.学分制管理

继续护理学教育实行学分制,可按照《继续医学教育学分授予试行办法》执行。护理人员继续教育学分制要求护理技术人员每年参加经认可的继续护理学教育活动的最低学分为25学分,其中Ⅰ类学分须达到3~10学分,Ⅱ类学分须达到15~22学分。省、自治区、直辖市级医院的主管护师及其以上人员5年内必须获得国家级继续护理学教育项目授予5~10学分。护理技术人员在任期内每年须修满25学分以上(包括25学分),才能再次注册、聘任及晋升。

## 第四节　病区护理管理

### 一、病区的设置和布局

每个病区设有病室、危重病室、抢救室、治疗室、护士办公室、医师办公室、配膳室、盥洗室、浴室、库房、洗涤间、厕所及医护休息室和示教室等,有条件时应设置学习室、娱乐室、会客室和健身室。

### 二、病区的环境管理

医院的物理环境有以下几方面。

(一)空间

为了保证患者有适当的活动空间,以及方便治疗和护理,病床之间的距离不得少于1 m。床与床之间应有围帘,必要时进行遮挡,保护患者隐私。

(二)室温

一般来说,保持18~20 ℃的室温较为适宜。新生儿及老年人,维持室温在22~24 ℃为宜。

(三)湿度

湿度为空气中含水分的程度,一般指相对湿度。病室相对湿度一般以

50%～60%为宜,湿度过高或过低时,均对患者不利。

### (四)光线

病室采光分为自然光源及人工光源两种。充足的光线有利于观察患者、进行诊疗和护理工作。普通病室除有吊灯外,还应有床头灯、地灯装置,既能保证患者自用和夜间巡视时进行工作,又不影响患者的睡眠。此外,还应备有一定数量的鹅颈灯,以适应不同角度的照明,为特殊诊疗提供方便。

### (五)音响

音响是指声音存在的情况。根据世界卫生组织(WHO)规定噪声的标准,白天医院较为理想的噪声强度应维持在35～45 dB。护理人员在说话、行走和工作时尽量做到"四轻",同时要向患者及家属宣传保持病室安静的重要性,共同为患者创造一个良好的休养环境。在杜绝噪声的同时,也应避免绝对的寂静。

### (六)通风

通风换气可使室内空气与外界空气交换,增加氧含量,降低二氧化碳在空气中的浓度,以保持室内空气新鲜,通风还能调节室内的温度和相对湿度,刺激皮肤血液循环,促进汗液的蒸发和热量的散失,增加患者的舒适感。一般情况下,开窗通风30分钟即可达到置换室内空气的目的。通风时注意保护遮挡患者,避免直接吹风导致感冒,冬季通风时要注意保暖。

### (七)装饰

病室布置应以简洁美观为主,有条件的医院可以根据各病室的不同需求来设计和配备不同颜色,并应用各式图画、各种颜色的窗帘、被单等来布置病室,这样不仅使人感觉身心舒适,还可产生特殊的治疗效果。一般病室上方墙壁可涂白色,下方可涂浅蓝色。病室的走廊可适当摆放一些绿色植物、花卉盆景等以美化病室环境,增添生机。

医院是社会的一个组成部分,也是就诊患者集中的场所。患者住院后对接触的人员、院规、陈设、声音及气味等会感到陌生和不习惯,以致产生一些不良的心理反应。所以,认真评估患者心理、社会方面的需求并予以满足,帮助患者建立和维持良好的人际关系,消除其不良的心理反应,使其尽快适应医院的社会文化环境是护士的基本职责之一。

医院常见不安全因素包括物理性损伤、化学性损伤、生物性损伤、心理性损伤、医源性损伤等,护士需随时对威胁患者安全的环境保持警觉,并及时给予妥善处理。

# 第三章 呼吸内科疾病护理

## 第一节 支气管扩张症

支气管扩张是指直径>2 mm的支气管由于管壁的肌肉和弹性组织破坏引起的慢性异常扩张,临床特点为慢性咳嗽、咳大量脓性痰和/或反复咯血。患者常有童年麻疹、百日咳或支气管肺炎等病史。随着人民生活条件的改善,麻疹、百日咳疫苗的预防接种及抗生素的应用,本病发病率已明显降低。

### 一、病因及发病机制

#### (一)支气管-肺组织感染和支气管阻塞

支气管-肺组织感染和支气管阻塞是支气管扩张的主要病因。感染和阻塞症状相互影响,促使支气管扩张的发生和发展。其中婴幼儿期支气管-肺组织感染是最常见的病因,如婴幼儿麻疹、百日咳、支气管肺炎等。

由于儿童支气管较细,易阻塞,且管壁薄弱,反复感染破坏支气管壁各层结构,尤其是平滑肌和弹性纤维的破坏削弱了对管壁的支撑作用。支气管炎使支气管黏膜充血、水肿、分泌物阻塞管腔,导致引流不畅而加重感染。支气管内膜结核、肿瘤、异物引起管腔狭窄、阻塞,也是导致支气管扩张的原因之一。由于左下叶支气管细长,且易受心脏血管压迫引流不畅,容易发生感染,故支气管扩张左下叶比右下叶多见。肺结核引起的支气管扩张多发生在上叶。

#### (二)支气管先天性发育缺陷和遗传因素

此类支气管扩张较少见,如巨大气管-支气管症、Kartagener综合征(支气管扩张、鼻窦炎和内脏转位)、肺囊性纤维化、先天性丙种球蛋白缺乏症等。

### (三)全身性疾病

目前已发现类风湿关节炎、Crohn病、溃疡性结肠炎、系统性红斑狼疮、支气管哮喘等疾病可同时伴有支气管扩张；有些不明原因的支气管扩张患者，其体液免疫和/或细胞免疫功能有不同程度的异常，提示支气管扩张可能与机体免疫功能失调有关。

## 二、临床表现

### (一)症状

**1.慢性咳嗽、大量脓痰**

痰量与体位变化有关。晨起或夜间卧床改变体位时，咳嗽加剧、痰量增多。痰量多少可估计病情严重程度。感染急性发作时，痰量明显增多，每天可达数百毫升，外观呈黄绿色脓性痰。痰液静置后出现分层的特征：上层为泡沫，中层为脓性黏液，下层为坏死组织沉淀物。合并厌氧菌感染时痰有臭味。

**2.反复咯血**

50%~70%的患者有程度不等的反复咯血，咯血量与病情严重程度和病变范围不完全一致。大量咯血最主要的危险是窒息，应紧急处理。部分发生于上叶的支气管扩张，引流较好，痰量不多或无痰，以反复咯血为唯一症状，称为"干性支气管扩张"。

**3.反复肺部感染**

其特点是同一肺段反复发生肺炎并迁延不愈。

**4.慢性感染中毒症状**

反复感染者可出现发热、乏力、食欲减退、消瘦、贫血等症状，儿童可影响发育。

### (二)体征

早期或干性支气管扩张多无明显体征，病变重或继发感染时在下胸部、背部常可闻及局限性、固定性湿啰音，有时可闻及哮鸣音；部分慢性患者伴有杵状指（趾）。

## 三、辅助检查

### (一)胸部X线检查

早期无异常或仅见患侧肺纹理增多、增粗现象。典型表现是轨道征和卷发样阴影，感染时阴影内出现液平面。

## (二)胸部 CT 检查

管壁增厚的柱状扩张或成串成簇的囊状改变。

## (三)纤维支气管镜检查

有助于发现患者出血的部位,鉴别腔内异物、肿瘤或其他支气管阻塞原因。

## 四、诊断要点

根据患者有慢性咳嗽、大量脓痰、反复咯血的典型临床特征,以及肺部闻及固定而局限性的湿啰音,结合儿童时期有诱发支气管扩张的呼吸道病史,一般可作出初步临床诊断。胸部影像学检查和纤维支气管镜检查可进一步明确诊断。

## 五、治疗要点

治疗原则是保持呼吸道引流通畅,控制感染,处理咯血,必要时手术治疗。

### (一)保持呼吸道通畅

1. 药物治疗

祛痰药及支气管扩张剂具有稀释痰液、促进排痰的作用。

2. 体位引流

体位引流对痰多且黏稠者作用尤其重要。

3. 经纤维支气管镜吸痰

若体位引流排痰效果不理想,可经纤维支气管镜吸痰及生理盐水冲洗痰液,也可局部注入抗生素。

### (二)控制感染

控制感染是支气管扩张急性感染期的主要治疗措施。根据症状、体征、痰液性状,必要时参考细菌培养及药物敏感试验结果选用抗菌药物。

### (三)手术治疗

对反复呼吸道急性感染或大咯血,病变局限在一叶或一侧肺组织,经药物治疗无效,全身状况良好的患者,可考虑手术切除病变肺段或肺叶。

## 六、常用护理诊断

### (一)清理呼吸道无效

咳嗽、大量脓痰、肺部湿啰音与痰液黏稠和无效咳嗽有关。

### (二)有窒息的危险

窒息与痰多、痰液黏稠或大咯血造成气道阻塞有关。

### (三)营养失调

乏力、消瘦、贫血、发育迟缓与反复感染导致机体消耗增加,以及患者食欲缺乏、营养物质摄入不足有关。

### (四)恐惧

精神紧张、面色苍白、出冷汗与突然或反复大咯血有关。

## 七、护理措施

### (一)一般护理

**1.休息与环境**

急性感染或咯血时应卧床休息,大咯血患者需绝对卧床,取患侧卧位。病室内保持空气流通,维持适宜的温度、湿度,注意保暖。

**2.饮食护理**

提供高热量、高蛋白、高维生素饮食,发热患者给予高热量流质或半流质饮食,避免冰冷、油腻或辛辣食物诱发咳嗽。鼓励患者多饮水,每天 1 500 mL 以上,以稀释痰液。指导患者在咳痰后及进食前后用清水或漱口液漱口,保持口腔清洁,促进食欲。

### (二)病情观察

观察痰液量、颜色、性质、气味和与体位的关系,记录 24 小时痰液排出量;定期测量生命体征,记录咯血量,观察咯血的颜色、性质;病情严重者需观察患者有无窒息前症状,发现窒息先兆,立即向医师汇报并配合处理。

### (三)对症护理

**1.促进排痰**

(1)指导有效咳嗽和正确的排痰方法。

(2)采取体位引流者需依据病变部位选择引流体位,使病肺居上,引流支气管开口向下,有利于痰液流出。一般于饭前 1 小时进行。引流时可配合胸部叩击,提高引流效果。

(3)必要时遵医嘱选用祛痰剂或 $\beta_2$ 受体激动剂喷雾吸入,扩张支气管、促进排痰。

**2.预防窒息**

(1)痰液排除困难者,鼓励多饮水或雾化吸入,协助患者翻身、拍背或体位引流,以促进痰液排除,减少窒息发生的危险。

（2）密切观察患者的表情、神志、生命体征，观察并记录痰液的颜色、量与性质，及时发现和判断患者有无发生窒息的可能。若患者突然出现烦躁不安、神志不清，面色苍白或发绀、出冷汗、呼吸急促、咽喉部明显的痰鸣音，应警惕窒息的发生，并及时通知医师。

（3）对意识障碍、年老体弱、咳嗽咳痰无力、咽喉部明显的痰鸣音、神志不清、突然大量呕吐物涌出等高危患者，立即做好抢救准备，如迅速备好吸引器、气管插管或气管切开等用物，积极配合抢救工作。

**（四）心理护理**

病程较长，咳嗽、咳痰、咯血反复发作或逐渐加重时，患者易产生焦虑、沮丧情绪。护士应多与其交谈，讲明支气管扩张反复发作的原因及治疗进展，帮助患者树立战胜疾病的信心，缓解其焦虑不安情绪。咯血时医护人员应陪伴、安慰患者，帮助情绪稳定，避免因情绪波动加重出血。

**（五）健康教育**

1. 疾病知识指导

帮助患者及其家属了解疾病发生和发展与治疗、护理过程。与其共同制订长期防治计划。宣传防治百日咳、麻疹、支气管肺炎、肺结核等呼吸道感染的重要性；及时治疗上呼吸道慢性病灶；避免受凉，预防感冒；戒烟、减少刺激性气体吸入，防止病情恶化。

2. 生活指导

讲明加强营养对机体康复的作用，使患者能主动摄取必需的营养素，以增强机体抗病能力。鼓励患者参加体育锻炼，建立良好的生活习惯，劳逸结合，以维护心、肺功能状态。

3. 用药指导

向患者介绍常用药物的用法和注意事项，观察疗效及不良反应。指导患者及家属学习和掌握有效咳嗽、胸部叩击、雾化吸入和体位引流的方法，以利于长期坚持，控制病情的发展；了解抗生素的作用、用法和不良反应。

4. 自我监测指导

定期复查。嘱患者按医嘱服药，教患者学会观察药物的不良反应。教会患者识别病情变化的征象，观察痰液量、颜色、性质、气味，与体位的关系，并记录24小时痰液排出量。如有咯血、窒息先兆，立即前往医院就诊。

## 第二节 支气管哮喘

支气管哮喘是一种慢性气管炎症性疾病,其支气管壁存在以肥大细胞、嗜酸性粒细胞和 T 淋巴细胞为主的炎性细胞浸润,可经治疗缓解或自然缓解。本病多发于青少年,儿童多于成人,城市多于农村。近年的流行病学显示,哮喘的发病率或病死率均有所增加,我国哮喘发病率为 1%~2%。支气管哮喘的病因较为复杂,大多在遗传因素的基础上,受到体内外多种因素激发而发病,并反复发作。

### 一、临床表现

#### (一)症状和体征

典型的支气管哮喘,发作前多有鼻痒、打喷嚏、流涕、咳嗽、胸闷等先兆症状,进而出现呼气性的呼吸困难伴喘鸣,患者被迫呈端坐呼吸、咳嗽、咳痰。发作持续几十分钟至数小时后自行缓解或经治疗缓解。此为速发性哮喘反应。迟发性哮喘反应时,患者气管呈持续高反应性状态,上述表现更为明显,较难控制。

少数患者可出现哮喘重度或危重度发作,表现为重度呼气性呼吸困难、焦虑、烦躁、端坐呼吸、大汗淋漓、嗜睡或意识模糊,应用一般支气管扩张药物不能缓解。此类患者若不及时救治,可危及生命。

#### (二)辅助检查

1. 血液检查

嗜酸性粒细胞、血清总免疫球蛋白 E(IgE)及特异性免疫球蛋白 E 均可增高。

2. 胸部 X 线检查

哮喘发作期由于肺脏充气过度,肺部透亮度增高,合并感染时可见肺纹理增多及炎症阴影。

3. 肺功能检查

哮喘发作期有关呼气流速的各项指标,如第一秒用力呼气容积($FEV_1$)、最大呼气流速峰值(PEF)等均降低。

### 二、治疗原则

本病的防治原则是去除病因,控制发作和预防发作。控制发作应根据患者发作的轻重程度,抓住解痉、抗炎两个主要环节,迅速控制症状。

(一)解痉

哮喘轻、中度发作时,常用氨茶碱稀释后静脉注射或加入液体中静脉滴注。根据病情吸入或口服 $\beta_2$ 受体激动剂。常用的 $\beta_2$ 受体激动剂气雾吸入剂有特布他林、沙丁胺醇、甲泼尼龙等。

哮喘重度发作时,应及早静脉给予足量氨茶碱及琥珀酸氢化可的松或甲泼尼龙琥珀酸钠,待病情得到控制后再逐渐减量,改为口服泼尼松龙,或根据病情吸入糖皮质激素,应注意不宜骤然停药,以免复发。

(二)抗感染

肺部感染的患者,应根据细菌培养及药敏结果应用有效抗生素。

(三)稳定内环境

及时纠正水、电解质及酸碱失衡。

(四)保证气管通畅

痰多而黏稠不易咳出或有严重缺氧及二氧化碳潴留者,应及时行气管插管吸出痰液,必要时行机械通气。

三、护理

(一)一般护理

(1)将患者安置在清洁、安静、空气新鲜、阳光充足的房间,避免接触变应原,如花粉、皮毛、油烟等。护理操作时防止灰尘飞扬。喷洒灭蚊蝇剂或某些消毒剂时要转移患者。

(2)患者哮喘发作呼吸困难时应给予适宜的靠背架或过床桌,让患者伏桌而坐,以帮助呼吸,减少疲劳。

(3)给予营养丰富的易消化的饮食,多食蔬菜、水果,多饮水。同时注意保持大便通畅,减少因用力排便所致的疲劳。严禁食用与患者发病有关的食物,如鱼、虾、蟹等,并协助患者寻找变应原。

(4)危重期患者应保持皮肤清洁干燥,定时翻身,防止压疮发生。因大剂量使用糖皮质激素,需做好口腔护理,防止发生口腔炎。

(5)哮喘重度发作时,由于大汗淋漓、呼吸困难甚至有窒息感,所以患者极度紧张、烦躁、疲倦。应耐心安慰患者,及时满足患者需求,缓解紧张情绪。

### (二)观察要点

**1. 观察哮喘发作先兆**

如患者自诉有鼻、咽、眼部发痒及咳嗽、流鼻涕等黏膜过敏症状时,应及时报告医师采取措施,减轻发作症状,尽快控制病情。

**2. 观察药物毒副反应**

氨茶碱 0.25 g 加入 25%～50% 葡萄糖注射液 20 mL 中静脉推注,时间要在 5 分钟以上,因浓度过高或推注过快可使心肌过度兴奋而产生心悸、惊厥、血压骤降等严重反应。使用时要现配现用,静脉滴注时,不宜和维生素 C、促皮质激素、去甲肾上腺素、四环素类等配伍。糖皮质激素类药物久用可引起钠潴留、血钾降低、消化道溃疡病、高血压、糖尿病、骨质疏松、停药反跳等,须加强观察。

**3. 根据患者缺氧情况调整氧流量**

氧流量一般为 3～5 L/min。保持气体充分湿化,氧气湿化瓶每天更换、消毒,防止医源性感染。

**4. 观察痰液黏稠度**

哮喘发作患者由于过度通气,出汗过多,因而身体丢失水分增多,致使痰液黏稠形成痰栓,阻塞小支气管,导致呼吸不畅,感染难以控制。应通过静脉补液和饮水补足水分及电解质。

**5. 严密观察有无并发症**

如自发性气胸、肺不张、脱水、酸碱失衡、电解质紊乱、呼吸衰竭、肺性脑病等并发症。监测动脉血气、生化指标,若发现异常需及时对症处理。

**6. 注意呼吸频率、深浅幅度和节律**

重度发作患者喘鸣音减弱乃至消失,呼吸变浅,神志改变,常提示病情危急,应及时处理。

### (三)家庭护理

**1. 增强体质,积极防治感染**

平时注意增加营养,根据病情做适量体力活动,如散步、做简易操、打太极拳等,以提高机体免疫力。当感染发生时应及时就诊。

**2. 注意防寒避暑**

寒冷可引起支气管痉挛,分泌物增加,同时感冒易致支气管及肺部感染。因此,冬季应适当提高居室温度,秋季进行耐寒锻炼防治感冒,夏季避免大汗,防止痰液过稠不易咳出。

### 3.尽量避免接触变应原

患者应戒烟,尽量避免到人员众多、空气污浊的公共场所。保持居室空气清新,室内可安装空气净化器。

### 4.防止呼吸肌疲劳

坚持进行呼吸锻炼。

### 5.稳定情绪

一旦哮喘发作,应控制情绪,保持镇静,及时吸入支气管扩张气雾剂。

### 6.家庭氧疗

家庭氧疗又称缓解期氧疗,对于患者的病情控制,存活期的延长和生活质量的提高有着重要意义。家庭氧疗时应注意氧流量的调节,严禁烟火,防止火灾。

### 7.缓解期处理

哮喘缓解期的防治非常重要,对于预防哮喘发作及恶化,维持正常肺功能,提高生活质量,保持正常活动量等均具有重要意义。哮喘缓解期患者,应坚持吸入糖皮质激素,可有效控制哮喘发作,吸入色甘酸钠和口服酮替酚亦有一定的预防哮喘发作的作用。

## 第三节　慢性阻塞性肺疾病

慢性阻塞性肺疾病(chronic obstructive pulmonary disease,COPD)是一种以不完全可逆性气流受限为特征,呈进行性发展的肺部疾病。COPD是呼吸系统疾病中的常见病和多发病,由于其患者数多,死亡率高,社会经济负担重,已成为一个重要的公共卫生问题。在世界范围内,COPD的死亡率居所有死因的第四位。根据世界银行/世界卫生组织发表的研究,至2020年COPD将成为世界疾病经济负担的第五位。在我国,COPD同样是严重危害人民群体健康的重要慢性呼吸系统疾病,1992年对我国北部及中部地区农村102 230名成人调查显示,COPD占15岁以上人群的3%,近年来对我国7个地区20 245名成年人进行调查,COPD的患病率占40岁以上人群的8.2%,患病率之高是十分惊人的。

COPD与慢性支气管炎和肺气肿密切相关。慢性支气管炎(简称慢支)是指气管、支气管黏膜及其周围组织的慢性、非特异性炎症。如患者每年咳嗽、咳痰达 3 个月以上,连续两年或以上,并排除其他已知原因的慢性咳嗽,即可诊断为慢性支气管炎。阻塞性肺气肿(简称肺气肿)是指肺部终末细支气管远端气腔出现异常持久的扩张,并伴有肺泡壁和细支气管的破坏而无明显肺纤维化。当慢性支气管炎和/或肺气肿患者肺功能检查出现气流受限并且不能完全可逆时,可视为 COPD。若患者只有慢性支气管炎和/或肺气肿,而无气流受限,则不能视为 COPD,而视为 COPD 的高危期。支气管哮喘也有气流受限;但支气管哮喘是一种特殊的气道炎症性疾病,其气流受限具有可逆性,不属于 COPD。

## 一、护理评估

### (一)病因及发病机制

确切的病因不清,可能与下列因素有关。

**1. 吸烟**

吸烟是最危险的因素。国内外的研究均证明吸烟与慢支的发生有密切关系,吸烟者慢性支气管炎的患病率比不吸烟者高 2～8 倍,吸烟时间越长,量越大,COPD 患病率越高。烟草中的多种有害化学成分可损伤气道上皮细胞,使巨噬细胞吞噬功能降低和纤毛运动减退;黏液分泌增加,使气道净化能力减弱;支气管黏膜充血水肿、黏液积聚,而易引起感染。慢性炎症及吸烟刺激黏膜下感受器,引起支气管平滑肌收缩,气流受限。烟草、烟雾还可使氧自由基增多,诱导中性粒细胞释放蛋白酶,抑制抗蛋白酶系统,使肺弹力纤维受到破坏,诱发肺气肿形成。

**2. 职业性粉尘和化学物质**

职业性粉尘及化学物质,如烟雾、变应原、工业废气及室内污染空气等,浓度过大或接触时间过长,均可导致与吸烟无关的 COPD。

**3. 空气污染**

大气污染中的有害气体(如二氧化硫、二氧化氮、氯气等)可损伤气道黏膜,并有细胞毒作用,使纤毛清除功能下降,黏液分泌增多,为细菌感染创造条件。

**4. 感染**

感染是 COPD 发生发展的重要因素之一。长期、反复感染可破坏气道正常的防御功能,损伤细支气管和肺泡。主要病毒为流感病毒、鼻病毒和呼吸道合胞病毒等;细菌感染以肺炎链球菌、流感嗜血杆菌、卡他莫拉菌及葡萄球菌为多见,支原体感染也是重要因素之一。

**5. 蛋白酶-抗蛋白酶失衡**

蛋白酶对组织有损伤和破坏作用,抗蛋白酶对弹性蛋白酶等多种蛋白酶有抑制功能。在正常情况下,弹性蛋白酶与其抑制因子处于平衡状态。其中 $\alpha_1$-抗胰蛋白酶($\alpha_1$-AT)是活性最强的一种。蛋白酶增多和抗蛋白酶不足均可导致组织结构破坏而产生肺气肿。

6.其他

机体内在因素如呼吸道防御功能及免疫功能降低、自主神经功能失调、营养、气温的突变等都可能参与COPD的发生和发展。

(二)病理生理

COPD的病理改变主要为慢性支气管炎和肺气肿的病理改变。COPD对呼吸功能的影响,早期病变仅局限于细小气道,表现为闭合容积增大。病变侵入大气道时,肺通气功能明显障碍;随肺气肿的日益加重,大量肺泡周围的毛细血管受膨胀的肺泡挤压而退化,使毛细血管大量减少,肺泡间的血流量减少,导致通气与血流比例失调,使换气功能障碍。由通气和换气功能障碍引起缺氧和二氧化碳潴留,进而发展为呼吸衰竭。

(三)健康史

询问患者是否存在引起慢支的各种因素如感染、吸烟、大气污染、职业性粉尘和有害气体的长期吸入、过敏等,是否有呼吸道防御功能及免疫功能降低、自主神经功能失调等。

(四)身体状况

1.主要症状

(1)慢性咳嗽:晨间起床时咳嗽明显,白天较轻,睡眠时有阵咳或排痰。随病程发展可终生不愈。

(2)咳痰:一般为白色黏液或浆液性泡沫痰,偶可带血丝,清晨排痰较多。急性发作伴有细菌感染时,痰量增多,可有脓性痰。

(3)气短或呼吸困难:早期仅在体力劳动或上楼等活动时出现,随着病情发展逐渐加重,日常活动甚至休息时也感到气短,是COPD的标志性症状。

(4)喘息和胸闷:重度患者或急性加重时出现喘息,甚至静息状态下也感气促。

(5)其他:晚期患者有体重下降、食欲减退等全身症状。

2.护理体检

早期可无异常,随疾病进展慢性支气管炎病例可闻及干啰音或少量湿啰音,有喘息症状者可在小范围内出现轻度哮鸣音。肺气肿早期体征不明显,随疾病进展出现桶状胸,呼吸活动减弱,触觉语颤减弱或消失;叩诊呈过清音,心浊音界缩小或不易叩出,肺下界和肝浊音界下移,听诊心音遥远,两肺呼吸音普遍减弱,呼气延长,并发感染时,可闻及湿啰音。

**3.COPD严重程度分级**

根据第一秒用力呼气容积占用力肺活量的百分比($FEV_1/FVC\%$)、第一秒用力呼气容积占预计值百分比($FEV_1\%$预计值)和症状对COPD的严重程度做出分级。

(1)Ⅰ级:轻度,$FEV_1/FVC<70\%$、$FEV_1\geqslant80\%$预计值,有或无慢性咳嗽、咳痰症状。

(2)Ⅱ级:中度,$FEV_1/FVC<70\%$、$50\%$预计值$\leqslant FEV_1<80\%$预计值,有或无慢性咳嗽、咳痰症状。

(3)Ⅲ级:重度,$FEV_1/FVC<70\%$、$30\%$预计值$\leqslant FEV_1<50\%$预计值,有或无慢性咳嗽、咳痰症状。

(4)Ⅳ级:极重度,$FEV_1/FVC<70\%$、$FEV_1<30\%$预计值或$FEV_1<50\%$预计值且伴慢性呼吸衰竭。

**4.COPD病程分期**

COPD按病程可分为急性加重期和稳定期,前者指在短期内咳嗽、咳痰、气短和/或喘息加重,脓痰量增多,可伴发热等症状;稳定期指咳嗽、咳痰、气短症状稳定或轻微。

**5.并发症**

COPD可并发慢性呼吸衰竭、自发性气胸、慢性肺源性心脏病。

**(五)实验室及其他检查**

**1.肺功能检查**

肺功能检查是判断气流受限的主要客观指标,对COPD诊断、严重程度评价、疾病进展、预后及治疗反应等有重要意义。$FEV_1/FVC\%$是评价气流受限的敏感指标。$FEV_1$占预计值百分比($FEV_1\%$预计值)是评估COPD严重程度的良好指标。当$FEV_1/FVC<70\%$及$FEV_1<80\%$预计值者,可确定为不能完全可逆的气流受限。$FEV_1$的逐渐减少,大致提示肺部疾病的严重程度和疾病进展的阶段。

肺气肿呼吸功能检查示残气量增加,残气量占肺总量的百分比增大,最大通气量低于预计值的$80\%$;第一秒时间肺活量常低于$60\%$;残气量占肺总量的百分比增大,往往超过40%;对阻塞性肺气肿的诊断有重要意义。

**2.胸部X线检查**

早期胸片可无变化,逐渐出现肺纹理增粗、紊乱等非特异性改变,肺气肿的典型X线表现为胸廓前后径增大,肋间隙增宽,肋骨平行,膈低平。两肺透亮度增加,肺血管纹理减少或有肺大泡征象。X线检查对COPD诊断特异性不高。

**3.动脉血气分析**

早期无异常,随病情进展可出现低氧血症、高碳酸血症、酸碱平衡失调等症状,用于判断呼吸衰竭的类型。

**4.其他**

COPD合并细菌感染时,血白细胞计数增高,核左移。痰培养可能检出病原菌。

**(六)心理-社会评估**

COPD由于病程长、反复发作,每况愈下,给患者带来较重的精神和经济负担,出现焦虑、悲观、沮丧等心理反应,甚至对治疗丧失信心。病情一旦发展到影响工作,会导致患者心理压力增加,生活方式发生改变,也会影响到工作,甚至因无法工作而孤独。

## 二、主要护理诊断及医护合作性问题

**(一)气体交换受损**

气体交换受损与气道阻塞、通气不足、呼吸肌疲劳、分泌物过多和肺泡呼吸有关。

**(二)清理呼吸道无效**

清理呼吸道无效与分泌物增多而黏稠、气道湿度降低和无效咳嗽有关。

**(三)低效性呼吸型态**

低效性呼吸型态与气道阻塞、膈肌变平及能量不足有关。

**(四)活动无耐力**

活动无耐力与疲劳、呼吸困难、氧供和氧耗失衡有关。

**(五)营养失调**

低于机体需要量与食欲降低、摄入减少、腹胀、呼吸困难、痰液增多关。

**(六)焦虑**

焦虑与健康状况的改变、病情危重、经济状况有关。

### 三、护理目标

患者痰能咳出,喘息缓解;活动耐力增强;营养得到改善;焦虑减轻。

### 四、护理措施

#### (一)一般护理

1. 休息和活动

患者采取舒适的体位,晚期患者宜采取身体前倾位,使辅助呼吸肌参与呼吸。发热、咳喘时应卧床休息,视病情安排适当的活动量,活动以不感到疲劳、不加重症状为宜。室内保持合适的温湿度,冬季注意保暖,避免直接吸入冷空气。

2. 饮食护理

呼吸功率的增加可使热量和蛋白质消耗增多,导致营养不良。应制订高热量、高蛋白、高维生素的饮食计划。正餐进食量不足时,应安排少量多餐,避免餐前和进餐时过多饮水。餐后避免平卧,有利于消化。为减少呼吸困难,保存能量,患者饭前至少休息30分钟。每天正餐应安排在患者最饥饿、休息最好的时间。指导患者采用缩唇呼吸和腹式呼吸减轻呼吸困难。为促进食欲,提供给患者舒适的就餐环境和喜爱的食物,餐前及咳痰后漱口,保持口腔清洁;腹胀的患者应进软食,细嚼慢咽。避免进食产气的食物,如汽水、啤酒、豆类、马铃薯和胡萝卜等;避免易引起便秘的食物,如油煎食物、干果、坚果等。如果患者通过进食不能吸收足够的营养,可应用管喂饮食或全胃肠外营养。

#### (二)病情观察

观察咳嗽、咳痰的情况,痰液的颜色、量及性状,咳痰是否顺畅;呼吸困难的程度,能否平卧,与活动的关系,有无进行性加重;患者的营养状况、肺部体征及有无慢性呼吸衰竭、自发性气胸、慢性肺源性心脏病等并发症产生。监测动脉血气分析和水、电解质、酸碱平衡情况。

#### (三)氧疗的护理

呼吸困难伴低氧血症者,遵医嘱给予氧疗。一般采用鼻导管持续低流量吸氧,氧流量为 $1\sim 2$ L/min。对COPD慢性呼吸衰竭者提倡进行长期家庭氧疗(LTOT)。LTOT为持续低流量吸氧,它能改变疾病的自然病程,改善生活质量。LTOT是指一昼夜吸入低浓度氧15小时以上,并持续较长时间,使 $PaO_2$ ≥8.0 kPa(60 mmHg),或 $SaO_2$ 升至90%的一种氧疗方法。

LTOT指征:①$PaO_2$≤7.3 kPa(55 mmHg)或 $SaO_2$≤88%,有或没有高碳

酸血症。②$PaO_2$ 8.0~7.3 kPa(55~60 mmHg)或 $SaO_2$ <88%,并有肺动脉高压、心力衰竭所致的水肿或红细胞增多症(血细胞比容>0.55)。LTOT 对血流动力学、运动耐力、肺生理和精神状态均会产生有益的影响,从而提高 COPD 患者的生活质量和生存率。

COPD 患者因长期二氧化碳潴留,主要靠缺氧刺激呼吸中枢,如果吸入高浓度的氧,反而会导致呼吸频率和幅度降低,引起二氧化碳潴留。而持续低流量吸氧维持 $PaO_2$≥8.0 kPa(60 mmHg),既能改善组织缺氧,也可防止因缺氧状态解除而抑制呼吸中枢。护理人员应密切注意患者吸氧后的变化,如观察患者的意识状态、呼吸的频率及幅度、有无窒息或呼吸停止和动脉血气复查结果。

氧疗有效指标:患者呼吸困难减轻、呼吸频率减慢、发绀减轻、心率减慢、活动耐力增加。

**(四)用药护理**

1.稳定期治疗用药

(1)支气管扩张剂:短期应用以缓解症状,长期规律应用预防和减轻症状。常选用 $β_2$ 肾上腺素受体激动剂、抗胆碱药、氨茶碱或其缓(控)释片。

(2)祛痰药:对痰不易咳出者可选用盐酸氨溴索或羧甲司坦。

2.急性加重期的治疗用药

使用支气管扩张剂及对低氧血症者进行吸氧外,应根据病原菌类型及药物敏感情况合理选用抗生素治疗。如给予 β-内酰胺类或 β-内酰胺酶抑制剂;第二代头孢菌素、大环内酯类或喹诺酮类。若出现持续气道阻塞,可使用糖皮质激素。

3.遵医嘱用药

遵医嘱应用抗生素,支气管扩张剂,祛痰药物,注意观察疗效及不良反应。

**(五)呼吸功能锻炼**

COPD 患者需要增加呼吸频率来代偿呼吸困难,这种代偿多数是依赖于辅助呼吸肌参与呼吸,即胸式呼吸而非腹式呼吸。然而胸式呼吸的有效性要低于腹式呼吸,患者容易疲劳。因此,护理人员应指导患者进行缩唇呼气、腹式呼吸、膈肌起搏(体外膈神经电刺激)、吸气阻力器等呼吸锻炼,以加强胸、膈呼吸肌肌力和耐力,改善呼吸功能。

1.缩唇呼吸

缩唇呼吸的技巧是通过缩唇形成的微弱阻力来延长呼气时间,增加气道压力,延缓气道塌陷。患者闭嘴经鼻吸气,然后通过缩唇(吹口哨样)缓慢呼气,同时收缩腹部。吸气与呼气时间比为1∶2或1∶3。缩唇大小程度与呼气流量,以能使距口唇15～20 cm处,与口唇等高点水平的蜡烛火焰随气流倾斜又不至于熄灭为宜。

2.膈式或腹式呼吸

患者可取立位、平卧位或半卧位,两手分别放于前胸部和上腹部。用鼻缓慢吸气时,膈肌最大程度下降,腹肌松弛,腹部凸出,手感到腹部向上抬起。呼气时用口呼出,腹肌收缩,膈肌松弛,膈肌随腹腔内压增加而上抬,推动肺部气体排出,手感到腹部下降。

另外,可以在腹部放置小枕头、杂志或书锻炼腹式呼吸。如果吸气时物体上升,证明是腹式呼吸。缩唇呼吸和腹式呼吸每天训练3～4次,每次重复8～10次。腹式呼吸需要增加能量消耗,因此指导患者只能在疾病恢复期如出院前进行训练。

(六)心理护理

COPD患者因长期患病,社会活动减少、经济收入降低等方面发生的变化,容易形成焦虑和压抑的心理状态,失去自信,躲避生活。也可由于经济原因,患者可能无法按医嘱常规使用某些药物,只能在病情加重时应用。医护人员应详细了解患者及其家庭对疾病的态度,关心体贴患者,了解患者心理、性格、生活方式等方面发生的变化,与患者及其家属共同制订和实施康复计划,定期进行呼吸肌功能锻炼、合理用药等,减轻症状,增强患者战胜疾病的信心;对表现焦虑的患者,教会患者缓解焦虑的方法,如听轻音乐、下棋、做游戏等娱乐活动,以分散注意力,减轻焦虑。

(七)健康指导

1.疾病知识指导

使患者了解COPD的相关知识,识别和消除使疾病恶化的因素,戒烟是预防COPD的重要且简单易行的措施,应劝导患者戒烟;避免粉尘和刺激性气体的吸入;避免与呼吸道感染患者接触,在呼吸道传染病流行期间,尽量避免去人群密集的公共场所。指导患者要根据气候变化,及时增减衣物,避免受凉感冒。学会识别感染或病情加重的早期症状,尽早就医。

2.康复锻炼

使患者理解康复锻炼的意义,充分发挥患者进行康复的主观能动性,制订个体化的锻炼计划,选择空气新鲜、安静的环境,进行步行、慢跑、气功等体育锻炼。在潮湿、大风、严寒气候时,避免室外活动。教会患者及其家属依据呼吸困难与活动之间的关系,判断呼吸困难的严重程度,以便合理地安排工作和生活。

3.家庭氧疗

对实施家庭氧疗的患者,护理人员应指导患者和家属做到以下几点。

(1)了解氧疗的目的、必要性及注意事项;注意安全,供氧装置周围严禁烟火,防止氧气燃烧爆炸;吸氧鼻导管需每天更换,以防堵塞,防止感染;氧疗装置定期更换、清洁、消毒。

(2)告诉患者和家属宜采取低流量(氧流量 $1\sim2$ L/min 或氧浓度 $25\%\sim29\%$)吸氧,且每天吸氧的时间不宜少于 15 小时,因夜间睡眠时,部分患者低氧血症更为明显,故夜间吸氧不宜间断;监测氧流量,防止随意调高氧流量。

4.心理指导

引导患者适应慢性病并以积极的心态对待疾病,培养生活乐趣,如听音乐、培养养花种草等爱好,以分散注意力,减少孤独感,缓解焦虑、紧张的精神状态。

### 五、护理评价

氧分压和二氧化碳分压维持在正常范围内;坚持药物治疗;演示缩唇呼吸和腹式呼吸技术;呼吸困难发作时能采取正确体位,使用节能法;清除过多痰液,保持呼吸道通畅;使用控制咳嗽方法;增加体液摄入;减少症状恶化;根据身高和年龄维持正常体重;减少急诊就诊和入院的次数。

## 第四节 胸 腔 积 液

### 一、疾病概述

(一)概念和特点

胸膜腔内液体简称胸液,其形成与吸收处于动态平衡状态,正常情况下胸膜腔内仅有 $13\sim15$ mL 的微量液体,在呼吸运动时起润滑作用。任何原因使胸液形成过多或吸收过少时,均可导致胸液异常积聚,称为胸腔积液。胸腔积液可以根据其发生机制和化学成分不同分为漏出液、渗出液、血液(称为血胸)、脓液(称为脓胸)和乳糜液。

(二)相关病理生理

胸液的形成主要取决于壁层和脏层毛细血管与胸膜腔内的压力梯度,有两种方向相反的压力促使液体的移动,即流体静水压和胶体渗透压。胸膜腔内液体自毛细血管的静脉端再吸收,其余的液体由淋巴系统回收至血液,滤过与吸收处于动态平衡。许多肺、胸膜和肺外疾病破坏了此种动态平衡,致使胸膜腔内液体形成过快或吸收过缓,从而导致液体不正常地积聚在胸膜腔内引起胸腔积液。

(三)病因与诱因

1.胸膜毛细血管内静水压升高

体循环静水压的升高是生成胸腔积液最重要的因素,充血性心力衰竭、缩窄性心包炎、血容量增加、上腔静脉或奇静脉受阻等因素均可使胸膜毛细血管内静水压升高,胸膜液体滤出增加,产生胸腔漏出液。

2.胸膜毛细血管通透性增加

胸膜炎症、结缔组织病(如系统性红斑狼疮、类风湿关节炎)、胸膜肿瘤、肺梗死等,可使胸膜毛细血管通透性增加,毛细血管内细胞、蛋白和液体等大量渗入胸膜腔,产生胸腔渗出液。

3.胸膜毛细血管内胶体渗透压降低

如低蛋白血症、肝硬化、肾病综合征、急性肾小球肾炎等,产生胸腔漏出液。

4.壁层胸膜淋巴引流障碍

如淋巴导管阻塞、发育性淋巴引流异常等,产生胸腔渗出液。

5.损伤

如主动脉瘤破裂、食管破裂、胸导管破裂等,产生血胸、脓胸和乳糜胸。

(四)临床表现

1.症状

胸腔积液局部症状的轻重取决于积液量,全身症状取决于原发疾病。

(1)呼吸困难:最常见,与胸腔积液的量有关。少量胸腔积液常无症状或仅有咳嗽,常为干咳。当胸腔积液量超过 500 mL 时,大量积液可使胸廓顺应性下降、膈肌受压、纵隔移位和肺容量下降,患者出现胸闷和呼吸困难,并随积液量的增多而加重。

(2)胸痛:多为单侧锐痛,并随呼吸或咳嗽加重,可向患侧肩、颈或腹部放射,疼痛程度随胸腔积液增多反而缓解。

(3)伴随症状:病因不同,其伴随症状不同。炎性积液多为渗出性,伴有咳嗽、咳痰和发热;心力衰竭所致胸腔积液为漏出液,伴有心功能不全的其他表现;结核性胸膜炎多见于青年人,常有发热、干咳的表现;恶性胸腔积液多见于中年以上患者,伴有消瘦和呼吸道或原发部位肿瘤的症状;肝脓肿所致的右侧胸腔积液可为反应性胸膜炎,亦可为脓胸,常伴有发热和肝区疼痛。

2.体征

少量积液时,体征不明显或可闻及胸膜摩擦音。典型积液患者的体征为患侧肋间隙饱满,呼吸运动减弱;语颤减弱或消失,可伴有气管、纵隔向健侧移位;局部叩诊呈浊音;积液区呼吸音减弱或消失。肺外疾病引起的胸腔积液可有原发病的体征。

(五)辅助检查

相关辅助检查可帮助医师确定患者有无胸腔积液,区别漏出液和渗出液,寻找胸腔积液的病因。

1.X线检查

少量胸腔积液时,仅见患侧肋膈角变钝;中等量积液时,呈内低外高的弧形积液影;平卧时积液散开,使整个肺野透亮度降低;大量积液时整个患侧胸部呈致密阴影,气管和纵隔推向健侧。CT检查有较高的敏感性与密度分辨率,有助于病因诊断。

2.B超检查

B超检查可探查胸液掩盖的肿块,估计胸腔积液的量和深度,协助胸腔穿刺的定位。

3.胸腔积液检查

(1)外观:漏出液常为清晰、透明的淡黄色液体,静置不凝固,渗出液可因病因不同而颜色不一,以草黄色多见,可有凝块。血性胸液呈程度不等的洗肉水样或静脉血样。乳糜胸的胸腔积液呈乳状。

(2)细胞:正常胸液中有少量间皮细胞或淋巴细胞。漏出液细胞数较少,常$<100×10^6/L$(与渗出液鉴别时以$500×10^6/L$为界),以淋巴细胞与间皮细胞为主。渗出液的细胞数较多,以白细胞为主,常$>500×10^6/L$。中性粒细胞增多时,提示为急性炎症;淋巴细胞为主则多为结核性或恶性。胸液中红细胞$>5×10^9/L$时呈淡红色,多由恶性肿瘤或结核所致。

(3)pH:正常胸液pH 7.6左右,pH降低见于脓胸、食管破裂、结核性和恶性胸腔积液。

(4)生化检查:包括葡萄糖、蛋白质、类脂、酶和肿瘤标志物。漏出液和大多数渗出液葡萄糖定量与血糖近似,当葡萄糖含量<3.35 mmol/L时可能为脓胸、类风湿关节炎所致的胸腔积液、结核性或恶性胸腔积液,当葡萄糖含量和pH均较低,提示肿瘤广泛浸润。类脂用于鉴别乳糜胸。胸腔积液中乳酸脱氢酶(LDH)水平则是反映胸膜炎症程度的指标,其值越高,炎症越明显。胸腔积液淀粉酶升高可见于急性胰腺炎、恶性肿瘤等疾病。结核性胸膜炎时,胸腔积液中腺苷脱氨酶(ADA)多高于45 U/L。肿瘤标志物的测定可以用于区别良、恶性胸腔积液。

(5)病原体:胸液涂片查找细菌及培养,有助于病原学诊断。

(6)免疫学检查:结核性胸膜炎胸腔积液的T细胞增高,系统性红斑狼疮及类风湿关节炎引起的胸腔积液中补体$C_3$、$C_4$成分降低,免疫复合物的含量增高。

4.胸膜活检

经皮闭式胸膜活检或胸膜针刺活检对确定胸腔积液的病因具有重要意义;CT或B超引导下活检可提高成功率,但脓胸或有出血倾向者不宜做胸膜活检。

5.纤维支气管镜检查

纤维支气管镜检查用于咯血或疑有气道阻塞患者。

(六)治疗原则

病因治疗最重要,因胸腔积液为胸部或全身疾病的一部分。漏出液常在纠正病因后可吸收,渗出液常见于结核性胸膜炎、类肺炎性胸腔积液、脓胸及恶性肿瘤。

1.结核性胸膜炎

(1)胸腔抽液:结核性胸膜炎患者胸腔积液中的蛋白含量高,为防止和减轻胸膜粘连,应尽早抽尽胸腔内积液。抽液治疗可解除积液对心肺和血管的压迫作用,使被压迫的肺迅速复张,改善呼吸,减轻结核中毒症状。大量胸腔积液者首次抽液量不超过700 mL,每周抽液2~3次,每次抽液量不应超过1 000 mL,直至胸腔积液完全消失。抽液后无须向胸腔注入抗结核药物,但可注入链激酶预防胸膜粘连。

(2)抗结核药物治疗:执行早期、联合、适量、规律和全程的化疗原则。

(3)糖皮质激素:全身中毒症状严重、有大量胸腔积液者,需在有效抗结核药物治疗的同时,加用糖皮质激素治疗至体温正常、全身中毒症状消退、胸腔积液明显减少为止。通常用泼尼松每天30 mg,分3次口服,一般疗程为4~6周。

2.类肺炎性胸腔积液和脓胸

少量类肺炎性胸腔积液经有效抗生素治疗后可吸收,大量胸腔积液时需胸腔穿刺抽液,胸腔积液 pH<7.2 时需行胸腔闭式引流。脓胸治疗原则是控制感染、引流胸腔积液、促使肺复张、恢复肺功能。

(1)抗生素治疗:原则是足量和联合用药,可全身和/或胸腔内给药。体温正常后还需继续用药 2 周以上,以防复发。

(2)引流:反复抽脓或胸腔闭式引流为脓胸最基本的治疗方法。可用 2% 碳酸氢钠或生理盐水反复冲洗胸腔,然后注入抗生素及链激酶,使脓液稀释易于引流。支气管胸膜瘘患者不宜进行胸腔冲洗,以免窒息或播散感染。慢性脓胸应改进原有的胸腔引流,也可采用外科胸膜剥脱术等治疗。

3.恶性胸腔积液

恶性胸腔积液是晚期恶性肿瘤的常见并发症,肺癌、乳腺癌、淋巴瘤、卵巢癌的转移是恶性胸腔积液最常见的病因,治疗方法包括原发病的治疗和胸腔积液的治疗。

(1)去除胸腔积液:恶性胸腔积液的生长速度极快,常因大量积液的压迫引起严重呼吸困难,甚至导致死亡,需反复穿刺抽液。可用细管做胸腔内插管进行持续闭式引流,细管引流具有创伤小、易固定、效果好、可随时胸腔内注入药物等优点。

(2)减少胸腔积液的产生:化学性胸膜固定术和免疫调节治疗可减少胸腔积液的产生。化学性胸膜固定术指在抽吸胸腔积液或胸腔插管引流后,在胸腔内注入博来霉素、顺铂、丝裂霉素等抗肿瘤药物,也可注入胸膜粘连剂如滑石粉等,使胸膜发生粘连,以减缓胸腔积液的产生。免疫调节治疗是在胸腔内注入生物免疫调节剂如短小棒状杆菌疫苗、白细胞介素-2、干扰素等,可抑制恶性肿瘤细胞、增强淋巴细胞局部浸润及活性,并使胸膜粘连。

(3)外科治疗:经上述治疗仍不能使肺复张者,可行胸腹腔分流术或胸膜切除术。

## 二、护理评估

### (一)一般评估

1.患者主诉

有无胸闷、气促、咳嗽、咳痰、疲倦、乏力等症状。

2.生命体征

体温正常或偏高,结核性胸膜炎患者可为午后潮热,脓胸患者体温可为高热。

**3.通气功能**

严密监测呼吸的形态、频率、节律、深浅和音响,观察患者的痰液情况和排痰能力。观察患者意识状态、皮肤黏膜的颜色、血氧饱和度的变化,判断呼吸困难的程度。患者呼吸可正常或增快,大量积液或感染严重时可伴随不同程度的呼吸困难和发绀。

**4.疼痛情况**

观察患者体位,疼痛的部位、范围、性质、程度、持续时间、伴随的症状和影响因素等。

**5.其他**

血气分析、血氧饱和度、体重、体位、液体出入量等记录结果。

### (二)身体评估

**1.头颈部**

有无心慌气促、鼻翼翕动、口唇发绀等呼吸困难和缺氧的体征;患者的意识状态,呼吸方式;有无急性面容。

**2.胸部**

判断患者有无被迫体位;检查胸廓的弹性,两肺呼吸运动是否一致,有无胸廓的挤压痛,是否存在气管、纵隔向健侧移位。病变部位叩诊呈浊音,积液区呼吸音减弱或消失,可闻及胸膜摩擦音。

**3.其他**

重点观察胸腔引流液的量、颜色、性质、气味,与体位的关系,记录24小时胸腔引流液排出量。

### (三)心理-社会评估

询问健康史,发病原因、病程进展时间及以往所患疾病对胸腔积液的影响,评估患者对胸部疼痛的控制能力、疲劳程度和应激水平。

### (四)辅助检查阳性结果评估

血氧饱和度的数值,血气分析结果报告,组织灌注情况,胸腔积液生化检查结果,胸部CT检查明确的病变部位。

### (五)常用药物治疗效果的评估

**1.抗结核药物**

严密观察体温、体重的变化;补充B族维生素可减轻胃肠道不良反应;注意观察的药物的不良反应,定期检查视力和听力,定期复查肝、肾功能。

2.糖皮质激素及免疫抑制剂

严密观察患者有无体温过高及上呼吸道、泌尿道、皮肤等继发感染的表现。定期检查肝、肾功能和外周血常规,及时发现骨髓抑制这一严重的不良反应。

### 三、主要护理诊断/问题

#### (一)气体交换受损

气体交换受损与气体交换面积减少有关。

#### (二)疼痛

胸痛与胸膜摩擦或胸腔穿刺术有关。

#### (三)体温过高

体温过高与感染有关。

#### (四)营养失调

低于机体需要量与机体高消耗状态有关。

### 四、护理措施

#### (一)环境

提供安全舒适的环境,保持室内空气新鲜流通,维持适宜的温度、湿度,减少不良刺激。

#### (二)休息和活动

大量胸腔积液致呼吸困难或发热者,应卧床休息减少氧耗,以减轻呼吸困难症状。按照胸腔积液的部位采取舒适的体位,抬高床头,半卧或患侧卧位,减少胸腔积液对健侧肺的压迫以利于呼吸。胸腔积液消失后,患者还需继续休养2~3个月,可适当进行户外活动,但要避免剧烈活动。

#### (三)饮食护理

给予高蛋白质、高热量、高维生素和营养丰富的食物,增强机体抵抗力。大量胸腔积液患者应控制液体入量,保持水、电解质平衡。

#### (四)促进呼吸功能

1.保持呼吸道通畅

避免剧烈咳嗽,鼓励患者积极排痰,保持呼吸道通畅。

2.给氧

大量胸腔积液影响呼吸时按患者的缺氧情况给予低、中流量持续吸氧(2～4 L/min,30%～40%),增加氧气吸入可弥补气体交换面积的不足,改善患者的缺氧状态。

3.缓解胸痛

胸腔积液患者常有随呼吸运动而加剧的胸痛,为了减轻疼痛,患者常采用浅快的呼吸方式,可导致缺氧加重和肺不张,因此,需协助患者取患侧卧位,必要时用宽胶布固定胸壁,以减少胸廓活动幅度,减轻疼痛,或遵医嘱给予止痛剂。

4.呼吸锻炼

胸膜炎患者在恢复期,应每天督导患者进行缓慢的腹式呼吸。经常进行呼吸锻炼可减少胸膜粘连的发生,提高通气量。

(五)病情观察

注意观察患者胸痛及呼吸困难的程度、体温的变化;监测血氧饱和度或动脉血气分析的改变;正确记录每天胸腔引流液的量及性状,必要时留取标本。有呼吸困难者准备好气管插管机械通气、吸痰、吸氧设备。

(六)用药护理

遵医嘱使用抗生素、抗结核药物、糖皮质激素,指导患者掌握药物的疗效、剂量、用法和不良反应。注意观察抗结核药物的毒性反应,糖皮质激素治疗时停药速度不宜过快,应逐渐减量至停用,避免出现反跳现象。

(七)胸腔闭式引流的护理

胸腔引流管是指放置在胸膜腔用于排出胸腔内积气或积液的管道。留置胸腔引流管可达到重建胸腔负压,维持纵隔的正常位置,平衡两侧胸腔压力,促使患侧肺复张,防止感染的作用。胸腔闭式引流是胸腔内插入引流管,管下端连接至引流瓶水中,维持引流单一方向,避免逆流,以重建胸腔负压。引流液体时,选腋中线和腋后线之间的第6～8肋间插管;引流气体时,一般选锁骨中线第2肋间或腋中线第3肋间插管。

1.体位

胸腔闭式引流术后常置患者于半卧位,以利呼吸和引流。鼓励患者进行有效咳嗽和深呼吸运动,有利于积液排出,恢复胸膜腔负压,使肺扩张。

2.保持胸腔引流管的无菌

严格执行无菌操作,防止感染。胸壁伤口引流管周围,用油纱布包盖严密,每48～72小时更换。管道与水封瓶做好时间、刻度标识,接口处用无菌纱布包裹,并保持干净,每天更换。

3.保持管道的密闭性和有效固定

确认整个引流装置固定妥当、连接紧密,水封瓶长管应浸入水中3～4 cm,并确保引流瓶保持直立状态。运送患者或更换引流瓶时必须用两把钳双向夹闭管道,防止气体进入胸膜腔。若引流管从胸腔滑脱,应迅速用无菌敷料堵塞、包扎胸壁引流管处伤口。

4.维持引流通畅

注意检查引流管是否受压、折曲、阻塞、漏气等,通过观察引流液的情况和水柱波动来判断引流是否通畅,一般水柱上下波动在4～6 cm。定期以离心方向关闭挤捏引流管,以免管口被血凝块堵塞。若患者出现胸闷气促,气管向健侧偏移等肺受压的症状,疑为引流管被血块堵塞,需设法挤捏或使用负压间断抽吸引流管的短管,促使其通畅,并通知医师。

5.观察记录

观察引流液的量、颜色、性状、水柱波动范围,并准确记录。

6.拔管

24小时引流液<50 mL,脓液<10 mL,无气体溢出,患者无呼吸困难,听诊呼吸音恢复,X线检查肺膨胀良好,即可拔管。拔管后应观察患者有无胸闷、呼吸困难、切口漏气、渗液、出血、皮下气肿等症状。

**(八)心理护理**

耐心向患者解释病情,消除悲观、焦虑不安的情绪,配合治疗。教会患者调整自己的情绪和行为,指导使用各种放松技巧,采取减轻疼痛的合适体位。

**(九)健康教育**

(1)饮食指导:向患者及其家属讲解加强营养是胸腔积液治疗的重要组成部分,需合理调配饮食,多吃高热量、高蛋白、富含维生素饮食。

(2)指导患者合理安排休息与活动,适当进行户外运动以增加肺活量,但应避免剧烈活动或突然改变体位。

(3)指导患者有意识地使用控制呼吸的技巧,如进行缓慢的腹式呼吸、有效咳嗽运动等。

(4)用药指导:向患者及家属解释本病的特点及目前的病情,介绍所采用的治疗方法,药物剂量、用法和不良反应。对结核性胸膜炎的患者需特别强调坚持用药的重要性,即使临床症状消失,也不可自行停药。

(5)病情监测:遵从治疗、定期复查,每2个月复查胸腔积液1次。

(6)及时到医院就诊的指标:体温过高,出现胸闷、胸痛、气促、呼吸困难、发绀、面色苍白、出冷汗、烦躁不安等症状。

### 五、护理效果评估

(1)患者无气体交换障碍的发生,血氧饱和度、动脉血气分析值在正常范围。

(2)患者主动参与疼痛治疗护理,疼痛程度得到有效控制。

(3)患者胸腔闭式引流留置管期间能保持有效的引流效果,患者自觉症状好转,无感染等并发症的发生。

## 第五节 肺 脓 肿

肺脓肿是由多种病原菌引起肺实质坏死的肺部化脓性感染。早期为肺组织的化脓性炎症,继而坏死、液化,由肉芽组织包绕形成脓肿。高热、咳嗽和咳大量脓臭痰为其临床特征。本病可见于任何年龄,青壮年男性及年老体弱有基础疾病者多见。自抗生素广泛应用以来,本病发病率有明显降低。

### 一、护理评估

#### (一)病因及发病机制

急性肺脓肿的主要病原体是细菌,常为上呼吸道、口腔的定植菌,包括需氧、厌氧和兼性厌氧菌。厌氧菌感染占主要地位,较重要的厌氧菌有核粒梭形杆菌、消化球菌等。常见的需氧和兼性厌氧菌为金黄色葡萄球菌、化脓链球菌(A组溶血性链球菌)、肺炎克雷伯杆菌和铜绿假单胞菌等。免疫力低下者,如接受化疗、白血病或艾滋病患者其病原菌也可为真菌。根据不同病因和感染途径,肺脓肿可分为以下3种类型。

1.吸入性肺脓肿

吸入性肺脓肿是临床上最多见的类型,病原体经口、鼻、咽吸入致病,误吸为最主要的发病原因。正常情况下,吸入物可由呼吸道迅速清除,但当受凉、劳累等诱因导致全身或局部免疫力下降时;在有意识障碍,如全身麻醉或气管插管、醉酒、脑血管意外时,吸入的病原菌即可致病。此外,也可由上呼吸道的慢性化脓性病灶,如扁桃体炎、鼻窦炎、牙槽脓肿等脓性分泌物经气管被吸入肺内致病。吸入性肺脓肿发病部位与解剖结构有关,常为单发性,由于右主支气管较陡直,且管径较粗大,因而右侧多发。病原体多为厌氧菌。

2.继发性肺脓肿

(1)某些肺部疾病如细菌性肺炎、支气管扩张、空洞型肺结核、支气管肺癌、支气管囊肿等感染。

(2)支气管异物堵塞也是肺脓肿尤其是小儿肺脓肿发生的重要因素。

(3)邻近器官的化脓性病变蔓延至肺,如食管穿孔感染、膈下脓肿、肾周围脓肿及脊柱脓肿等波及肺组织引起肺脓肿。阿米巴肝脓肿可穿破膈肌至右肺下叶,形成阿米巴肺脓肿。

3.血源性肺脓肿

因皮肤外伤感染、痈、疖、骨髓炎、静脉吸毒、感染性心内膜炎等肺外感染病灶的细菌或脓毒性栓子经血行播散至肺部引起小血管栓塞,产生化脓性炎症、组织坏死导致肺脓肿。金黄色葡萄球菌、表皮葡萄球菌及链球菌为常见致病菌。

(二)病理

肺脓肿早期为含致病菌的污染物阻塞细支气管,继而形成小血管炎性栓塞,进而致病菌繁殖引起肺组织化脓性炎症、坏死,形成肺脓肿,继而肺坏死组织液化破溃经支气管部分排出,形成有气液平的脓腔。另外因病变累及部位不同,可并发支气管扩张、局限性纤维蛋白性胸膜炎、脓胸、脓气胸、支气管胸膜瘘等疾病。急性肺脓肿经积极治疗或充分引流,脓腔缩小甚至消失,或仅剩少量纤维瘢痕。若治疗不彻底或支气管引流不畅,炎症持续存在,超过 3 个月以上称为慢性肺脓肿。

(三)健康史

多数吸入性肺脓肿患者有齿、口咽部的感染灶,故要了解患者是否有口腔、上呼吸道慢性感染病灶如龋齿、化脓性扁桃体炎、鼻窦炎、牙周溢脓等,或手术、劳累、受凉等,是否应用了大量抗生素。

(四)身体状况

1.症状

急性肺脓肿患者,起病急,寒战、高热,体温高达 39 ℃,伴有咳嗽、咳少量黏液痰或黏液脓性痰,典型痰液呈黄绿色、脓性,有时带血。炎症累及胸膜可引起胸痛。伴精神不振、全身乏力、食欲减退等全身毒性症状。如感染未能及时控制，于发病后10～14天可突然咳出大量脓臭痰及坏死组织，痰量可为300～500 mL/d，痰静置后分3层。厌氧菌感染时痰带腥臭味。一般在咳出大量脓痰后，体温明显下降，全身毒性症状随之减轻。约1/3的患者有不同程度的咯血，偶有中、大量咯血而突然窒息死亡者。部分患者发病缓慢，仅有一般的呼吸道感染症状。血源性肺脓肿多先有原发病灶引起的畏寒、高热等全身脓毒血症的表现。经数天或数周后出现咳嗽、咳痰，痰量不多，极少咯血。慢性肺脓肿患者除有咳嗽、咳脓痰、不规则发热、咯血外，还有贫血、消瘦等慢性消耗症状。

2.体征

肺部体征与肺脓肿的大小、部位有关。早期病变较小或位于肺深部，多无阳性体征；病变发展较大时可出现肺实变体征，有时可闻及异常支气管呼吸音；病变累及胸膜时，可闻及胸膜摩擦音或胸腔积液体征。慢性肺脓肿常有杵状指（趾）、消瘦、贫血等。血源性肺脓肿多无阳性体征。

**（五）实验室及其他检查**

1.实验室检查

急性肺脓肿患者血常规白细胞计数明显增高，中性粒细胞计数在90%以上，多有核左移和中毒颗粒。慢性肺脓肿血白细胞计数可稍升高或正常，红细胞和血红蛋白含量减少。血源性肺脓肿患者的血培养可发现致病菌。并发脓胸时，可做胸腔脓液培养及药物敏感试验。

2.痰细菌学检查

气道深部痰标本细菌培养可有厌氧菌和/或需氧菌存在。血培养有助于确定病原体和选择有效的抗菌药物。

3.影像学检查

X线胸片早期可见肺部炎性阴影，肺脓肿形成后，脓液排出，脓腔出现圆形透亮区和气液平面，四周有浓密炎症浸润。炎症吸收后遗留有纤维条索状阴影。慢性肺脓肿呈厚壁空洞，周围有纤维组织增生及邻近胸膜增厚。CT能更准确定位及发现体积较小的脓肿。

4.纤维支气管镜检查

纤维支气管镜检查有助于明确病因、病原学诊断及治疗。

**（六）心理-社会评估**

部分肺脓肿患者起病多急骤，畏寒、高热伴全身中毒症状明显，厌氧菌感染时痰有腥臭味等,使患者及其家属常深感不安。患者会表现出忧虑、悲观、抑郁和恐惧的情绪。

## 二、主要护理诊断及医护合作性问题

### (一)体温过高

体温过高与肺组织炎症性坏死有关。

### (二)清理呼吸道无效

清理呼吸道无效与脓痰聚积有关。

### (三)营养失调

低于机体需要量与肺部感染导致机体消耗增加有关。

### (四)气体交换受损

气体交换受损与气道内痰液积聚、肺部感染有关。

### (五)潜在并发症

咯血、窒息、脓气胸、支气管胸膜瘘。

## 三、护理目标

体温降至正常,营养改善,呼吸系统症状减轻或消失,未发生并发症。

## 四、护理措施

### (一)一般护理

保持室内空气流通、适宜温度湿度、阳光充足。晨起、饭后、体位引流后及睡前协助患者漱口,做好口腔护理。鼓励患者多饮水,进食高热量、高蛋白、高维生素等营养丰富的食物。

### (二)病情观察

观察痰的颜色、性状、气味和静置后是否分层,准确记录24小时排痰量。当大量痰液排出时,要注意观察患者咳痰是否顺畅,咳嗽是否有力,避免脓痰引起窒息;当痰液减少时,要观察患者中毒症状是否好转,若中毒症状严重,提示痰液引流不畅,做好脓液引流的护理,以保持呼吸道通畅。若发现血痰,应及时报告医师,咯血量较多时,应严密观察体温、脉搏、呼吸、血压及神志的变化,准备好抢救药品和用品,嘱患者患侧卧位,头偏向一侧,警惕大咯血或窒息的突然发生。

### (三)用药及体位引流护理

肺脓肿治疗原则是抗生素治疗和痰液引流。

1. 抗生素治疗

吸入性肺脓肿一般选用青霉素,对青霉素过敏或不敏感者可用林可霉素、克林霉素或甲硝唑等药物。开始给药采用静脉滴注,体温通常在治疗后3~10天降至正常,然后改为肌内注射或口服。若抗生素有效,宜持续8~12周,直至胸片上空洞和炎症完全消失,或仅有少量稳定的残留纤维化。若疗效不佳,要注意根据细菌培养和药物敏感试验结果选用有效抗菌药物。遵医嘱使用抗生素、祛痰药、支气管扩张剂等药物,注意观察疗效及不良反应。

2. 痰液引流

痰液引流可缩短病程,提高疗效。无大咯血、中毒症状轻者可进行体位引流排痰,每天2~3次,每次10~15分钟。痰黏稠者可用祛痰药、支气管扩张剂或生理盐水雾化吸入以利于脓液引流。有条件者应尽早应用纤维支气管镜冲洗及吸引治疗,脓腔内还可注入抗生素,加强局部治疗。

3. 手术治疗

内科积极治疗3个月以上效果不好或有并发症者可考虑手术治疗。

(四) 心理护理

向患者及其家属及时介绍病情,解释各种症状和不适的原因,说明各项诊疗和护理的操作目的、操作程序和配合要点。由于疾病带来口腔脓臭气味使患者害怕与人接近,在帮助患者口腔护理的同时消除患者的紧张心理。主动关心并询问患者的需要,使患者增加治疗的依从性和信心,指导患者正确对待本病,使其勇于说出内心感受,并积极进行疏导。教育患者家属配合医护人员做好患者的心理指导,使患者树立治愈疾病的信心,以促进疾病早日康复。

(五) 健康指导

1. 疾病知识指导

指导患者及其家属了解肺脓肿发生、发展、治疗和有效预防方面的知识。积极治疗肺炎、皮肤疖、痈或肺外化脓性等原发病灶。教会患者练习深呼吸,鼓励患者咳嗽并采取有效的咳嗽方式进行排痰,保持呼吸道的通畅,促进病变的愈合。对重症患者做好监护,教育家属及时发现病情变化,并及时向医师报告。

2. 生活指导

指导患者生活要有规律,注意休息,劳逸结合,应增加营养物质的摄入。提倡健康的生活方式,重视口腔护理,在晨起、饭后、体位引流后、晚睡前要漱口、刷牙,防止污染分泌物误吸入下呼吸道。鼓励平日多饮水,戒烟、酒。保持环境整洁、舒适,维持适宜的室温与湿度,注意保暖,避免受凉。

3.用药指导

抗生素治疗非常重要,但时间较长,为防止病情反复,应遵从治疗计划。指导患者及其家属根据医嘱服药,向患者讲解抗生素等药物的用药疗程、方法及不良反应,发现异常及时向医师报告。

4.加强易感人群护理

对意识障碍、慢性病、长期卧床者,应注意指导家属协助患者经常变换体位、翻身、拍背促进痰液排出,疑有异物吸入时要及时清除。有感染征象时应及时就诊。

**五、护理评价**

患者体温平稳,呼吸系统症状消失,营养改善,无并发症发生或发生后及时得到处理。

# 第四章 心内科疾病护理

## 第一节 高 血 压

### 一、疾病概述

#### (一)概念和特点

高血压是一种常见病、多发病,是心、脑血管病的重要病因和危险因素。根据病因常分为原发性高血压和继发性高血压,95%以上的高血压患者属于原发性高血压,通常将原发性高血压简称为高血压。原发性高血压是以血压升高为主要临床表现,伴或不伴有多种心血管危险因素的综合征。

高血压的标准是根据临床及流行病学资料界定的,目前我国高血压定义为收缩压≥18.7 kPa(140 mmHg)和/或舒张压≥12.0 kPa(90 mmHg),根据血压升高水平,又进一步将高血压分为1~3级。

高血压在世界各国都是常见病,其患病率与工业化程度、地区和种族有关。根据我国4次大规模高血压患病率的人群抽样调查结果显示我国人群50年以来高血压患病率明显上升。2002年我国18岁以上成人高血压患病率为18.8%,按我国人口的数量和结构估算,目前我国约有2亿高血压患者,即每10个成年人中就有2个患高血压,约占全球高血压总人数的1/5。然而,我国高血压的总体情况是患病率高,知晓率、治疗率和控制率较低,其流行病学有两个显著特点,即从南方到北方高血压患病率递增,不同民族之间高血压患病率存在一些差异。

#### (二)相关病理生理

高血压的发病机制目前尚未形成统一认识,但其血流动力学特征主要是总外周血管阻力相对或绝对增高,从这一点考虑,高血压的发病机制主要存在于5个环节,即交感神经系统活性亢进、肾性水、钠潴留、肾素-血管紧张素-醛固酮系统(RAAS)激活、细胞膜离子转运异常及胰岛素抵抗。

相关病理改变主要集中在对心、脑、肾、视网膜的变化。

1.心

左心室肥厚和扩张。

2.脑

脑血管缺血与变性、粥样硬化,形成微动脉瘤或闭塞性病变,从而引发脑出血、脑血栓、腔隙性脑梗死。

3.肾

肾小球纤维化、萎缩,肾动脉硬化,引起肾实质缺血和肾单位不断减少,导致肾衰竭。

4.视网膜

视网膜小动脉痉挛、硬化,甚至可能引起视网膜渗血和出血。

(三)主要病因与诱因

高血压的病因为多因素,主要包括遗传因素和环境因素两个方面,两者互为结果。

1.遗传因素

高血压具有明显的家庭聚集性,基因对血压的控制是肯定的,这些与高血压产生有关的基因被称为原发性高血压相关基因。在遗传表型上,不仅血压升高发生率体现遗传性,血压高度、并发症发生及其他相关因素方面,如肥胖等也具有遗传性。

2.环境因素

(1)饮食:血压水平和高血压的患病率与钠盐平均摄入量显著相关,摄盐越多,血压水平和患病率越高。摄盐过多导致血压升高主要见于对盐敏感的人群。另外,膳食中充足的钾、钙、镁和优质蛋白可防止血压升高,素食为主者血压常低于肉食者。长期饮咖啡、大量饮酒、饮食中缺钙、饱和脂肪酸过多,不饱和脂肪酸与饱和脂肪酸比值降低等均可引起血压升高。

(2)精神心理:社会因素包括职业、经济、劳动种类、文化程度、人际关系等,对血压的影响主要通过精神和心理因素起作用。因此脑力劳动者高血压发病率高于体力劳动者,从事精神紧张度高的职业和长期生活在噪音环境者高血压也较多。

### 3.其他因素

肥胖者高血压患病率是体重正常者的2～3倍,超重是血压升高的重要独立危险因素。一般采用体重指数(BMI)来衡量肥胖程度,腰围反映向心性肥胖程度,血压与BMI呈显著正相关,腹型肥胖者容易发生高血压。服用避孕药的妇女血压升高发生率及程度与服用药物时间长短有关,但这种高血压一般较轻主,且停药后可逆转。睡眠呼吸暂停低通气综合征的患者50%有高血压,且血压的高度与睡眠呼吸暂停低通气综合征的病程有关。

### (四)临床表现

大多数起病缓慢、渐进,缺乏特殊的临床表现。血压随着季节、昼夜、情绪等因素有较大波动。

#### 1.一般表现

(1)症状:头痛是最常见的症状,较常见的还有头晕、头胀、耳鸣眼花、疲劳、注意力不集中、失眠等。这些症状在紧张或劳累后加重,典型的高血压头痛在血压下降后即可消失。

(2)体征:高血压的体征较少,血压升高时可闻及主动脉瓣区第二心音亢进及收缩期杂音。皮肤黏膜、四肢血压、周围血管搏动、血管杂音检查有助于继发性高血压的病因判断。

#### 2.高血压急症和亚急症

高血压急症是指高血压患者在某些诱因作用下,血压急剧升高[一般超过24.0/16.0 kPa(180/120 mmHg)],同时伴有进行性心、脑、肾等重要靶器官功能不全的表现。高血压急症的患者若不能及时降低血压,预后很差,常死于肾衰竭、脑卒中或心力衰竭。高血压亚急症是指血压显著升高但不伴靶器官损害,患者常有血压升高引起的症状。

### (五)辅助检查

#### 1.常规检查

尿常规、血糖、血脂、肾功能、血清电解质、心电图和X线胸片等检查,有助于发现相关危险因素和靶器官损害。必要时行超声心动图、眼底检查等。

#### 2.特殊检查

为进一步了解患者血压节律和靶器官损害情况,可有选择地进行一些特殊检查,如24小时动态血压监测(ABPM),踝/臂血压比值,心率变异,颈动脉内膜中层厚度(IMT),动脉弹性功能测定,血浆肾素活性(PRA)等。

(六)治疗原则

1.治疗目标

高血压是一种以动脉血压持续升高为特征的进行性"心血管综合征",常伴有其他危险因素、靶器官损害或临床疾病,需要进行综合干预,常常采用药物治疗与非药物治疗,以及防治各种心血管病危险因素等相结合。因此,高血压的治疗目标是尽可能地降低心血管事件的发生率和病死率。

2.非药物治疗

(1)合理膳食:低盐饮食,限制钠盐摄入;限制乙醇摄入量。

(2)控制体重:体重指数如超过24则需要限制热量摄入,增加体力活动。

(3)适宜运动:增加有氧运动。

(4)其他:定期测量血压,规范治疗,改善治疗依从性,尽可能实现降压达标,坚持长期平稳有效地控制血压。保持健康心态,减少精神压力,戒烟等。

治疗时根据年龄、病程、血压水平、心血管病危险因素、靶器官损害程度、血流动力学状态及并发症等来选择合适药物。

3.药物治疗

降压药物的选择一般应从一线药物、单一药物开始,疗效不佳时,才联合用药。若非血压较高或高血压急症,降压时用药以小剂量开始,逐渐加量,使血压逐渐下降,老年患者更需如此。

(1)利尿剂:通过利钠排水、降低细胞外高血容量、减轻外周血管阻力发挥降压作用。作用较平稳、缓慢,持续时间相对较长,作用持久服药2~3周后作用达高峰,能增强其他降压的疗效,适用于轻、中度高血压。有噻嗪类、襻利尿剂和保钾利尿剂三类,以噻嗪类使用最多。

(2)β受体阻滞剂:通过抑制过度激活的交感神经活性、抑制心肌收缩力、减轻心率发挥降压作用。降压作用较迅速、强力,适用于不同严重程度的高血压,尤其是心率较快的中、青年患者或合并心绞痛的患者,对老年高血压患者疗效相对较差。Ⅱ、Ⅲ度心脏传导阻滞和哮喘患者禁用,慢性阻塞性肺病,运动员、周围血管病或糖耐量异常者慎用。有选择性($\beta_1$)、非选择性($\beta_1$和$\beta_2$)和兼有α受体阻滞3类,常用的有美托洛尔、阿替洛尔、比索洛尔、普萘洛尔等。

(3)钙通道阻滞剂:通过阻断血管平滑肌细胞上的钙离子通道,扩张血管降低血压。降压效果起效迅速,降压幅度相对较强,剂量和疗效呈正相关,除心力衰竭患者外较少有治疗禁忌证。分为二氢吡啶类和非二氢吡啶类,前者以硝苯地平为代表,后者有维拉帕米和地尔硫䓬。

(4)血管紧张素转换酶抑制剂:通过抑制血管紧张素转换酶阻断肾素血管紧张素系统,从而达到降压作用。降压起效缓慢,逐渐增强,在3~4周时达最大作用,限制摄入或联合使用利尿剂可使起效迅速和作用增强。常用的有卡托普利、依那普利、贝那普利等。

(5)血管紧张素Ⅱ受体阻滞剂:通过阻断血管紧张素Ⅱ受体发挥降压作用。起效缓慢,但持久而平稳,一般在6~8周达到最大作用,持续时间达24小时以上。常用的药物有氯沙坦、缬沙坦、厄贝沙坦、替米沙坦等。

(6)α受体阻滞剂:不作为一般高血压的首选药,适用于高血压伴前列腺增生患者,也用于难治性高血压的治疗。常用药物如哌唑嗪。

## 二、护理评估

### (一)一般评估

**1.生命体征**

体温、脉搏、呼吸可正常,但血压测量值升高。必要时可测量立、卧位血压和四肢血压,监测24小时血压以判断血压节律变化情况。高血压诊断的主要依据是患者在静息状态下,坐位时上臂肱动脉部位血压的测量值。但必须是在未服用降压药的情况下,非同日3次测量血压,若收缩压≥18.7 kPa(140 mmHg)和/或舒张压≥12.0 kPa(90 mmHg)则诊断为高血压。患者既往有高血压史,目前正在使用降压药,血压虽然低于18.7/12.0 kPa(140/90 mmHg),也诊断为高血压。

**2.病史和病程**

询问患者有无高血压、糖尿病、血脂异常、冠心病、脑卒中或肾脏病的家庭史;患高血压的时间,血压最高水平,是否接受过降压治疗及其疗效与不良反应;有无合并其他相关疾病;是否服用引起血压升高的药物,如口服避孕药、甘珀酸、麻黄碱滴鼻药、可卡因、类固醇等。

**3.生活方式**

膳食脂肪、盐、酒摄入量,吸烟支数,体力活动量及体重变化等情况。

**4.患者的主诉**

约1/5的患者无症状,常见的主诉有头痛、头晕、疲劳、心悸、耳鸣等症状,疲劳、激动或紧张、失眠时可加剧,休息后多可缓解。也可出现视力模糊、鼻出血等较重症状,患者主诉症状严重程度与血压水平有一定关联。有脏器受累的患者还会有胸闷、气短、心绞痛、多尿等主诉。

**5.相关记录**

身高、体重、腰围、臀围、饮食(摄盐量和饮酒量)、活动量、血压等记录结果。评估超重和肥胖最简便和常用的指标是 BMI 和腰围。BMI 反映全身肥胖程度,腰围反映中心型肥胖的程度。BMI 的计算公式:BMI=体重(kg)/身高的平方($m^2$),成年人正常 BMI 为 18.5~23.9 $kg/m^2$,超重者 BMI 为 24~27.9 $kg/m^2$,肥胖者 BMI≥28 $kg/m^2$。成年人正常腰围<90/84 cm(男/女),若腰围≥90/85 cm(男/女),提示需要控制体重。

**(二)身体评估**

**1.头颈部**

部分患者有甲亢突眼征,颈部可听诊到血管杂音提示颈部血管狭窄,不完全性阻塞或代偿性血流量增多、加快。

**2.胸背部**

结合 X 线结果综合考虑心界有无扩大,心脏听诊可在主动脉瓣区闻及第二心音亢进、收缩期杂音或收缩早期喀喇音。

**3.腹部和腰背部**

背部两侧肋脊角、上腹部脐两侧、腰部肋脊处有血管杂音,提示存在血管狭窄。肾动脉狭窄的血管杂音常向腹两侧传导,大多具有舒张期成分。

**4.四肢和其他**

观察有无神经纤维瘤性皮肤斑,库欣综合征时可有向心性肥胖、紫纹与多毛的现象,下肢可见凹陷性水肿,观察四肢动脉搏动情况。

**(三)心理-社会评估**

评估患者家庭情况、工作环境、文化程度及有无精神创伤史;患者在疾病治疗过程中的心理反应与需求,家庭及社会支持情况,引导患者正确配合疾病的治疗与护理。

**(四)辅助检查结果评估**

**1.常规检查**

有无血液生化(钾、空腹血糖、总胆固醇、甘油三酯、高密度脂蛋白胆固醇、低密度脂蛋白胆固醇和尿酸、肌酐)、全血细胞计数、血红蛋白和血细胞比容、尿蛋白、尿糖的异常,心电图检查有无异常,24 小时动脉血压监测检查 24 小时血压情况及其节律变化。

2.推荐检查

超声心动图和颈动脉超声、餐后血糖、尿蛋白定量、眼底、胸部 X 线检查、脉搏波传导速度及踝臂血压指数等可帮助判断是否存在脏器受累。

3.选择检查项目

对怀疑继续性高血压患者可根据需要选择进行相应的脑功能、心功能和肾功能检查。

(五)血压水平分类和心血管风险分层评估

1.按血压水平分类

据血压升高水平,可将血压分为正常血压、正常高值、高血压(分为 1 级、2 级和 3 级)和单纯收缩期高血压(表 4-1)。

表 4-1　血压水平分类和定义

| 分类 | 收缩压(mmHg) | | 舒张压(mmHg) |
|---|---|---|---|
| 正常血压 | <120 | 和 | <90 |
| 正常高值 | 120~139 | 和/或 | 89~90 |
| 高血压 | ≥140 | 和/或 | ≥90 |
| 1 级高血压(轻度) | 140~159 | 和/或 | 90~99 |
| 2 级高血压(中度) | 160~179 | 和/或 | 100~109 |
| 3 级高血压(重度) | ≥180 | 和/或 | ≥110 |
| 单纯收缩期高血压 | ≥140 | 和 | <90 |

2.心血管风险分层评估

虽然高血压及血压水平是影响心血管事件发生和预后的独立危险因素,但并非是唯一决定因素。大部分高血压患者还有血压升高以外的心血管危险因素。因此要准确确定降压治疗的时机和方案,实施危险因素的综合管理就应当对患者进行心血管风险的评估并分层。根据 2010 版中国高血压防治指南的分层方法,根据血压水平、心血管危险因素、靶器官损害、伴临床疾病,高血压患者的心血管风险分为低危、中危、高危和很高危 4 个层次(表 4-2)。

表 4-2　高血压患者心血管风险水平分层

| 其他危险因素和病史 | 1 级高血压 | 2 级高血压 | 3 级高血压 |
|---|---|---|---|
| 无 | 低危 | 中危 | 高危 |
| 1~2 个其他危险因素 | 中危 | 中危 | 很高危 |
| ≥3 个其他危险因素或靶器官损害 | 高危 | 高危 | 很高危 |
| 临床并发症或合并糖尿病 | 很高危 | 很高危 | 很高危 |

### (六)常用药物疗效的评估

**1.利尿剂**

(1)准确记录患者液体出入量(尤其是 24 小时尿量):大量利尿可引起血容量过度降低,心排血量下降,血尿素氮增高。患者皮肤弹性减低,出现直立性低血压和少尿。

(2)血生化检查的结果:长期使用噻嗪类利尿剂有可能导致水、电解质紊乱,出现低钠、低氯和低钾血症。

**2.β受体阻滞剂**

(1)患者自觉症状:疲乏、肢体冷感、激动不安、胃肠不适等症状。

(2)心动过缓或传导阻滞:因药物可抑制心肌收缩力、减慢心率,引起心动过缓或传导阻滞。

(3)反跳现象:长期服用该药患者突然停药可发生反跳现象,即原有的症状加重或出现新的表现,较常见的有血压反跳性升高,伴头痛、焦虑等,称为撤药综合征。

(4)液体潴留:可表现为体重增加、凹陷性水肿。

**3.钙通道阻滞剂**

(1)监测心率和心律的变化:二氢吡啶类钙通道阻滞剂可反射性激活交感神经,导致心率增加,发生心动过速,而非二氢吡啶类钙通道阻滞剂具有抑制心脏收缩功能和传导功能,有导致传导阻滞的不良反应。

(2)其他体征:可引起面部潮红、脚踝部水肿、牙龈增生等。

**4.血管紧张素转换酶抑制剂**

(1)患者自觉症状:持续性干咳、头晕、皮疹、味觉障碍及血管神经性水肿等情况。

(2)高血钾:长期应用该类药物可能导致血钾升高,应定期监测血钾和血肌酐的水平。

(3)肾功能的损害:定期监测肾功能。

**5.血管紧张素Ⅱ受体拮抗剂**

(1)患者自觉症状:有无腹泻等症状。

(2)高血钾:长期应用该类药物可能导致血钾升高,应定期监测血钾和血肌酐的水平。

(3)肾功能的损害:定期监测肾功能。

**6. α受体阻滞剂**

直立性低血压：服用该类药物的患者可出现直立性晕厥现象，测量坐、立位血压是否差异过大。

### 三、主要护理诊断/问题

#### （一）疼痛

头痛与血压升高有关。

#### （二）有受伤的危险

受伤与头晕、视力模糊、意识改变或发生直立性低血压有关。

#### （三）营养失调

高于机体需要量：与摄入过多，缺少运动有关。

#### （四）焦虑

焦虑与血压控制不满意、已发生并发症有关。

#### （五）知识缺乏

缺乏疾病预防、保健知识和高血压用药知识。

#### （六）潜在并发症

**1. 高血压急症**

高血压急症与血压突然/显著升高并伴有靶器官损害有关。

**2. 电解质紊乱**

电解质紊乱与长期应用降压药有关。

### 四、护理措施

#### （一）控制体重

超重和肥胖是导致血压升高的重要原因之一，而以腹部脂肪堆积为典型特征的中心性肥胖还会进一步增加高血压等心血管与代谢性疾病的风险，适当控制体重，减少脂肪含量，可显著降低血压。最有效的减重措施是控制能量摄入和增加运动。减重的速度因人而异，通常以每周减重 0.5～1.0 kg 为宜。

#### （二）合理饮食

合理饮食是控制体重的重要手段。高血压患者饮食需遵循平衡膳食的原则，控制高热量食物的摄入，如高脂肪食物、含糖饮料和酒类等；适当控制碳水化合物的摄入;减少钠盐的摄入。

钠盐可显著升高血压,增加高血压发病的风险,而钾盐可对抗钠盐升高血压的作用。世界卫生组织推荐每天钠盐摄入量应<5 g。高血压患者应尽可能减少钠盐的摄入,增加食物中钾盐的含量。烹调高血压患者的食物尽可能减少用盐、味精和酱油等调味品,可使用定量的盐勺;少食或不食含钠盐高的各类加工食品,如咸菜、火腿和各类炒货等;增加蔬菜、水果的摄入量;肾功能良好者可使用含钾的烹调用盐。

### (三)制订康复运动计划

合理的运动计划不但能控制体重,降低血压,还能改善糖代谢。在运动方面应采用有规律的、中等强度的有氧运动。建议每天体力活动30分钟左右,每周至少进行3次有氧锻炼,如步行、慢跑、骑车、游泳、跳舞和非比赛性划船等。运动强度指标为运动时最大心率达到(170-年龄),运动的强度、时间和频率以不出现不适反应为度。

典型的运动计划包括3个阶段:5~10分钟的轻度热身活动;20~30分钟的耐力活动或有氧运动;放松运动5分钟,逐渐减少用力,使心脑血管系统的反应和身体产热功能逐渐稳定下来。运动的形式和运动量均应根据个人的兴趣和身体状况而定。

### (四)监测血压的变化

血压测量是评估血压水平、诊断高血压和观察降压疗效的主要手段。在临床工作中主要采用诊室血压和动态血压测量,家庭血压测量因为可以测量长期血压变异,避免白大衣效应等作用越来越受到大家的重视。

#### 1.诊室血压监测

由医护人员在诊室按统一规范进行测量,是目前评估血压水平和临床诊断高血压并进行分级的标准方法和主要依据。具体方法和要求:①选择符合计量标准的水银柱血压计,或经过验证的电子血压计。②使用大小合适的气囊袖带。③测压前患者至少安静休息5分钟,30分钟内禁止吸烟、饮咖啡、茶,并排空膀胱。④测量时最好裸露上臂,上臂与心脏处于同一水平。怀疑有外周血管病者可测量四肢血压,老年人、糖尿病患者及有直立性低血压情况的应加测立、卧位血压。⑤袖带下缘在肘弯上2.5 cm,听诊器听件置于肱动脉搏动处。⑥使用水银柱血压计时,应快速充气,当桡动脉搏动消失后将气囊压力再升高4.0 kPa(30 mmHg),以每秒0.3~0.8 kPa(2~6 mmHg)的速度缓慢放气,获得舒张压后快速放气至零。⑦应间隔1~2分钟重复测量,取2次读数的平均值记录。如果2次读数相差0.7 kPa(5 mmHg)以上,应再次测量,取3次读数的平均值。

2.动态血压监测

通过自动的血压测量仪器完成,测量次数较多,无测量者误差,可避免"白大衣效应",并可监测夜间睡眠期间的血压。因此,可评估血压短时变异和昼夜节律。

3.家庭血压监测

家庭血压监测又称自测血压或家庭自测血压,是由患者本人或家庭成员协助完成测量,可避免白大衣效应。家庭血压监测还可用于评估数天、数周甚至数月、数年血压的长期变异或降压治疗效应,而且有助于增强患者的参与意识,改善治疗依从性,但不适用于精神高度焦虑的患者。

(五)降压目标的确立

帮助患者确立降压目标。在患者能耐受的情况下,逐步降压达标。一般高血压患者血压控制目标值至少<18.7/12.0 kPa(140/90 mmHg);若合并稳定性冠心病、糖尿病或慢性肾病的患者宜确立个体化降压目标,一般可将血压降至17.3/10.7 kPa(130/80 mmHg)以下,脑卒中后高血压患者一般血压目标<18.7 kPa(140 mmHg);老年高血压降压目标收缩压<20.0 kPa(150 mmHg);对舒张压<8.0 kPa(60 mmHg)的冠心病患者,应在密切监测血压的前提下逐渐实现收缩压达标。

(六)用药护理

需要使用降压药物的患者包括高血压2级或以上患者;高血压合并糖尿病,或已有心、脑、肾靶器官损害和并发症患者;凡血压持续升高,改善生活行为后血压仍未获得有效控制者。从心血管危险分层的角度,高危和极高危患者必须使用降压药物强化治疗。

应严格按医嘱用药,并注意观察常用药的毒副作用,发现问题及时处理,控制输液速度等。

(七)高血压急症的护理

1.避免诱因

安抚患者,避免情绪激动,保持轻松、稳定心态,必要时使用镇静剂。指导其按医嘱服用降压药,不可擅自减量或停服,以免血压急剧升高。另外,避免过度劳累和寒冷刺激。

2.病情监测

监测血压变化,一旦发现有高血压急症的表现,如血压急剧升高、剧烈头痛、呕吐、大汗、视力模糊、面色及神志改变、肢体运动障碍等,应立即通知医师。

3.高血压急症的护理

绝对卧床,抬高床头,避免一切不良刺激和不必要活动,协助生活护理。保持呼吸道通畅,吸氧。进行心电图、血压和呼吸监测,建立静脉通道并遵医嘱用药,用药过程中监测血压变化,避免血压骤降。应用硝普钠、硝酸甘油时采用静脉泵入方式,密切观察药物不良反应。

(八)心理护理

长期过度的心理应激会显著增加心血管风险。应向患者阐述不良情绪可诱发血压升高,帮助患者预防和缓解精神压力,以及纠正和治疗病态心理,必要时可寻求专业心理辅导或治疗。

(九)健康教育

1.疾病知识指导

让患者了解自身病情,包括血压水平、危险因素及并发疾病等。告知患者高血压的风险和有效治疗的益处。对患者及家属进行高血压相关知识指导,提高护患配合度。

2.饮食指导

宜清淡饮食,控制能量摄入。营养均衡,减少脂肪摄入,少吃或不吃肥肉和动物内脏。控制钠盐的摄入,增加钾盐的摄入,学会正确烹调食物的要领,并选用定量盐勺。

3.戒烟限酒

吸烟是心血管病的主要危险因素之一,可导致血管内皮损害,显著增加高血压患者发生动脉粥样硬化性疾病的风险。应强烈建议并督促高血压患者戒烟,并指导患者寻求药物辅助戒烟。长期大量饮酒可导致血压升高,限制饮酒量可显著降低高血压的发病风险。所有高血压患者均应控制饮酒量,每天饮酒量白酒、葡萄酒、啤酒的量分别应少于 50 mL、100 mL 和 300 mL。

4.适当运动计划

学会制订适当的运动计划,并能自我监测最大运动心率,控制运动强度,按运动计划的 3 个阶段实施运动。

5.用药原则

按时、正确服用相关药物,让患者了解常用药物的不良反应及自我观察要点。

**6. 家庭血压监测**

教会患者出院后进行血压的自我监测,提倡进行家庭血压监测,每次就诊携带监测记录。家庭血压监测适用于一般高血压患者的血压监测,白大衣高血压识别,难治性高血压的鉴别,评价长期血压变异,辅助降压疗效评价,以及预测心血管风险及评估预后等。

对患者进行家庭血压监测的相关知识和技能培训:①使用经过验证的上臂式全自动或半自动电子血压计。②每天早晚各测1次,每次2~3遍,取平均值;血压控制平稳者可每周只测1天,初诊高血压或血压不稳定的高血压患者,建立连续测血压7天,取后6天血压平均值作为参考值。③详细记录每次测量血压的日期、时间及所有血压读数,尽可能向医师提供完整的血压记录。

**7. 及时就诊的指标**

(1)血压过高或过低。

(2)出现弥漫性严重头痛、呕吐、意识障碍、精神错乱,甚至昏迷、局灶性或全身性抽搐。

(3)高血压急症和亚急症。

(4)出现脑血管病、心力衰竭、肾衰竭的表现。

(5)突发剧烈而持续且不能耐受的胸痛,两侧肢体血压及脉搏明显不对称,严重怀疑主动脉夹层动脉瘤。

(6)随访时间:依据心血管风险分层,低危或仅服1种药物治疗者每1~3个月随诊1次,新发现的高危或较复杂病例、高危者至少每2周随诊1次,血压达标且稳定者每个月随诊1次。

### 五、护理效果评估

(1)患者头痛减轻或消失,食欲增加。

(2)患者情绪稳定,了解自身疾病,并能积极配合治疗。服药依从性好,血压控制在降压目标范围内。

(3)患者能主动养成良好生活方式。

(4)患者掌握家庭血压监测的方法,有效记录监测数据并提供给医护人员。

(5)患者未受伤。

(6)患者未发生相关并发症,或并发症发生后能得到及时治疗与护理。

## 第二节 心律失常

### 一、疾病概述

#### (一) 概念和特点

心律失常是指心脏冲动频率、节律、起源部位、传导速度或激动次序的异常。按其发生原理，可分为冲动形成异常和冲动传导异常两大类；按照发生时心率的快慢，可分为快速性与缓慢性心律失常两大类。

心律失常可发生在没有明确心脏病或其他原因的患者。心律失常的后果取决于其对血流动力学的影响，可从心律失常对心、脑、肾灌注的影响来判断。轻者患者可无症状，一般表现为心悸，但也可出现心绞痛、气短、晕厥等症状。心律失常持续时间不一，有时仅持续数秒或数分，有时可持续数天以上，如慢性心房颤动。

#### (二) 相关病理生理

正常生理状态下，促成心搏的冲动起源于窦房结，并以一定的顺序传导于心房与心室，使心脏在一定频率范围内发生有规律的搏动。如果心脏内冲动的形成异常和/或传导异常，使整个心脏或其一部分的活动变得过快、过慢或不规则，或者各部分活动的程序发生紊乱，即形成心律失常。心律失常有多种不同的发生机制，如折返、自律性改变、触发活动和平行收缩等。然而，由于条件限制，目前能直接对人在体内心脏研究的仅限于折返机制，临床检查尚不能判断大多数心律失常的电生理机制。产生心律失常的电生理机制主要包括冲动发生异常、冲动传导异常及触发活动。

#### (三) 主要病因与诱因

1. 器质性心脏病

心律失常可见于各种器质性心脏病，其中以冠心病、心肌病、心肌炎和风湿性心脏病为多见，尤其在发生心力衰竭或急性心肌梗死时。

2. 非心源性疾病

几乎其他系统疾病均可引发心律失常，常见的有内分泌失调、麻醉、低温、胸腔或心脏手术、中枢神经系统疾病及自主神经功能失调等。

### 3.酸碱失衡和电解质紊乱

各种酸碱代谢紊乱或钾代谢紊乱可使传导系统或心肌细胞的兴奋性、传导性异常而引起心律失常。

### 4.理化因素和中毒

电击可直接引起心律失常甚至死亡,中暑、低温也可导致心律失常。某些药物可引起心律失常,其机制各不相同,洋地黄、奎尼丁、氨茶碱等直接作用于心肌,洋地黄、夹竹桃、蟾蜍等通过兴奋迷走神经,拟肾上腺素药、三环类抗抑郁药等通过兴奋交感神经,可溶性钡盐、棉酚、排钾性利尿剂等引起低钾血症,窒息性毒物则引起缺氧从而诱发心律失常。

### 5.其他

发生在健康者的心律失常也不少见,部分病因不明。

### (四)临床表现

心律失常的诊断大多数要靠心电图,但相当一部分患者可根据病史和体征做出初步诊断。详细询问发作时的心率快慢,节律是否规整,发作起止与持续时间,发作时是否伴有低血压、昏厥、心绞痛或心力衰竭等表现,以及既往发作的诱因、频率和治疗经过,有助于心律失常的诊断,同时要对患者全身情况和既往治疗情况等进行全面的了解。

### (五)辅助检查

#### 1.心电图检查

心电图检查是诊断心律失常最重要的一项无创性检查技术。应记录12导联心电图,并记录清楚显示P波导联的心电图长条以备分析,通常选择$V_1$导联或Ⅱ导联。必要时采用动态心电图,连续记录患者24小时的心电图。

#### 2.运动试验

患者在运动时出现心悸可做运动试验协助诊断。运动试验诊断心律失常的敏感性不如动态心电图。

#### 3.食管心电图

解剖上左心房后壁毗邻食管,因此,插入食管电极导管并置于心房水平时,能记录到清晰的心房电位,并能进行心房快速起搏或程序电刺激。

#### 4.心腔内电生理检查

心腔内电生理检查是将几根多电极导管经静脉和/或动脉插入,放置在心腔内的不同部位辅以8~12通道以上多导生理仪,同步记录各部位电活动,包括右心房、右心室、希氏束、冠状静脉窦(反映左心房、左心室电活动)。其适应证包括：①窦房结功能测定。②房室与室内传导阻滞。③心动过速。④不明原因晕厥。

5.三维心脏电生理标测及导航系统

三维心脏电生理标测及导航系统(三维标测系统)是近年来出现的新的标测技术,能够减少X线曝光时间,提高消融成功率,加深对心律失常机制的理解。

**(六)窦性心律失常治疗原则**

(1)若患者无心动过缓有关的症状,不必治疗,仅定期随诊观察。对于有症状的病窦综合征患者,应接受起搏器治疗。

(2)心动过缓-心动过速综合征患者发作心动过速,单独应用抗心律失常药物治疗可能加重心动过缓。应用起搏治疗后,患者仍有心动过速发作,可同时应用抗心律失常药物。

**(七)房性心律失常治疗原则**

1.房性期前收缩

无须治疗。当有明显症状或因房性期前收缩触发室上行心动过速时,应给予治疗。治疗药物包括普罗帕酮、莫雷西嗪或β受体阻滞剂。

2.房性心动过速

(1)积极寻找病因,针对病因治疗。

(2)抗凝治疗。

(3)控制心室率。

(4)转复窦性心律。

3.心房扑动

(1)药物治疗:减慢心室率的药物包括β受体阻滞剂、钙通道阻滞剂(维拉帕米、地尔硫䓬)或洋地黄制剂(地高辛、毛花苷C)。转复心房扑动的药物包括ⅠA(如奎尼丁)或ⅠC(如普罗帕酮)类抗心律失常药,如心房扑动患者合并冠心病、充血性心力衰竭等时,不用ⅠA或ⅠC类药物,应选用胺碘酮。

(2)非药物治疗:直流电复律是终止心房扑动最有效的方法,其次食管调搏也是转复心房扑动的有效方法。射频消融可根治心房扑动。

(3)抗凝治疗:持续性心房扑动的患者,发生血栓栓塞的风险明显增高,应给予抗凝治疗。

4.心房颤动

应积极寻找心房颤动的原发疾病和诱发因素,进行相应处理。

治疗:①抗凝治疗;②转复并维持窦性心律;③控制心室率。

### (八)房室交界区性心律失常治疗原则

**1.房室交界区性期前收缩**

通常无须治疗。

**2.房室交界区性逸搏与心律**

一般无须治疗,必要时可起搏治疗。

**3.非阵发性房室交界区性心动过速**

主要针对病因治疗。洋地黄中毒引起者可停用洋地黄,可给予钾盐、利多卡因或β受体阻滞剂治疗。

**4.与房室交界区相关的折返性心动过速**

急性发作期应根据患者的基础心脏状况,既往发作的情况及对心动过速的耐受程度做出适当处理。

主要药物治疗如下述。

(1)腺苷与钙通道阻滞剂:首选,起效迅速,不良反应为胸部压迫感、呼吸困难、面部潮红、窦性心动过缓、房室传导阻滞等。

(2)洋地黄与β受体阻滞剂:静脉注射洋地黄可终止发作。对伴有心功能不全患者仍作为首选。β受体阻滞剂也能有效终止心动过速,选用短效β受体阻滞剂较合适如艾司洛尔。

(3)普罗帕酮 1~2 mg/kg 静脉注射。

(4)其他:食管心房调搏术、直流电复率等。

预防复发:是否需要给予患者长期药物预防,取决于发作的频繁程度及发作的严重性。药物的选择可依据临床经验或心内电生理试验结果。

**5.预激综合征**

对于无心动过速发作或偶有发作但症状轻微的预激综合征患者的治疗,目前仍存有争议。若心动过速发作频繁伴有明显症状,应给予治疗,治疗方法包括药物和导管消融。

### (九)室性心律失常治疗原则

**1.室性期前收缩**

首先应对患者室性期前收缩的类型、症状及其原有心脏病变做全面的了解;然后,根据不同的临床状况决定是否给予治疗,采取何种方法治疗及确定治疗的终点。

2.室性心动过速

一般遵循的原则:有器质性心脏病或有明确诱因应首先给以针对性治疗;无器质性心脏病患者发生非持续性短暂室性心动过速,如无症状或无血流动力学影响,处理的原则与室性期前收缩相同;持续性室性发作,无论有无器质性心脏病,应给予治疗。

3.心室扑动与颤动

快速识别心搏骤停、高声呼救、进行心肺复苏,包括胸外按压、开放气道、人工呼吸、除颤、气管插管、吸氧、药物治疗等。

### (十)心脏传导阻滞治疗原则

1.房室传导阻滞

应针对不同病因进行治疗。一度与二度Ⅰ型房室阻滞心室率不太慢者,无须特殊治疗。二度Ⅱ型与三度房室阻滞如心室率显著缓慢,伴有明显症状或血流动力学障碍,甚至Adams-Strokes综合征发作者,应给予起搏治疗。

2.室内传导阻滞

慢性单侧束支阻滞的患者如无症状,无须接受治疗。双分支与不完全性三分支阻滞有可能进展为完全性房室传导阻滞,但是否一定发生及何时发生均难以预料,不必常规预防性起搏器治疗。急性前壁心肌梗死发生双分支、三分支阻滞或慢性双分支、三分支阻滞,伴有晕厥或阿-斯综合征发作者,则应及早考虑心脏起搏器治疗。

## 二、护理评估

### (一)一般评估

心律失常患者的生命体征,发作间歇期无异常表现。发作期则出现心悸、气短、不敢活动,心电图显示心率过快、过慢、不规则或暂时消失而形成窦性停搏。

### (二)身体评估

发作时体格检查应着重于判断心律失常的性质及心律失常对血流动力学状态的影响。听诊心音了解心室搏动率的快慢和规则与否,结合颈静脉搏动所反映的心房活动情况,有助于做出心律失常的初步鉴别诊断。缓慢(<60次/分)而规则的心率为窦性心动过缓,快速(>100次/分)而规则的心率常为窦性心动过速。窦性心动过速较少超过160次/分,心房扑动伴2∶1房室传导时心室率常固定在150次/分左右。不规则的心律中以期前收缩为最常见,快而不规则者以心房颤动或心房扑动、房速伴不规则房室传导阻滞为多。心律规则而第一心音强弱不等(大炮音),尤其是伴颈静脉搏动间断不规则增强(大炮波),提示房室分离,多见于完全性或室速。

### (三)心理-社会评估

心律失常患者常有焦虑、恐惧等负性情绪,护理人员应做好以下几点:①帮助患者认识到自己的情绪反应,承认自己的感觉,指导患者使用放松术。②安慰患者,告诉患者较轻的心律失常通常不会威胁生命。有条件时安排单人房间,避免与其他焦虑患者接触。③经常巡视病房,了解患者的需要,帮助其解决问题,如主动给患者介绍环境,耐心解答有关疾病的问题等。

### (四)辅助检查结果的评估

**1. 心电图(ECG)检查**

心律失常发作时的心电图记录是确诊心律失常的重要依据。记录12导联心电图,包括较长的Ⅱ或$V_1$导联记录。注意P和QRS波形态、P-QRS关系、P-P、P-R与R-R间期,判断基本心律是窦性还是异位。通过逐个分析提早或延迟心搏的性质和来源,最后判断心律失常的性质。

**2. 动态心电图**

对心律失常的检出率明显高于常规心电图,尤其是对易引起猝死的恶性心律失常的检出尤为有意义;对心律失常的诊断优于普通心电图。

**3. 运动试验**

运动试验可增加心律失常的诊断率和敏感性,是对心电图很好的补充,但运动试验有一定的危险性,需严格掌握禁忌证。

**4. 食管心电图**

食管心电图是食管心房调搏最佳起搏点判定的可靠依据,更能在心律失常的诊断与鉴别诊断方面起到特殊而独到的作用。食管心电图与心内电生理检查具有高度的一致性,为导管射频消融术根治阵发性室上性心动过速(PSVT)提供可靠的分型及定位诊断。亦有助于不典型的预激综合征患者确立诊断。

**5. 心腔内电生理检查**

心腔内电生理检查为有创性电生理检查,除能确诊缓慢性和快速性心律失常的性质外,还能在心律失常发作间隙应用程序电刺激方法判断窦房结和房室传导系统功能,诱发室上性和室性快速性心律失常,确定心律失常起源部位,评价药物与非药物治疗效果,以及为手术、起搏或消融治疗提供必要的信息。

### (五)常用药物治疗效果的评估

(1)治疗缓慢性心律失常：一般选用增强心肌自律性和/或加速传导的药物，如拟交感神经药、迷走神经抑制药或碱化剂(摩尔乳酸钠或碳酸氢钠)。护理评估：①服药后有无改善心悸、乏力、头晕、胸闷等临床症状。②有无不良反应发生。

(2)治疗快速性心律失常：选用减慢传导和延长不应期的药物，如迷走神经兴奋剂，拟交感神经药间接兴奋迷走神经或抗心律失常药物。护理评估：①用药后的疗效，有无严重不良反应发生。②药物疗效不佳时，考虑电转复或射频消融术治疗，并做好术前准备。

(3)临床上抗心律失常药物繁多，药物的分类主要基于其对心肌的电生理学作用。治疗缓慢性心律失常的药物，主要提高心脏起搏和传导功能，如肾上腺素类药物(肾上腺素、异丙肾上腺素)，拟交感神经药如阿托品、山莨菪碱，β受体兴奋剂如多巴胺类、沙丁胺醇等。

(4)及时就诊的指标：①心动过速发作频繁伴有明显症状如低血压、休克、心绞痛、心力衰竭或晕厥等。②出现洋地黄中毒症状。

## 三、主要护理诊断/问题

### (一)活动无耐力

活动无耐力与心律失常导致心悸或心排血量减少有关。

### (二)焦虑

焦虑与心律失常反复发作，对治疗缺乏信心有关。

### (三)有受伤的危险

受伤与心律失常引起的头晕、晕厥有关。

### (四)潜在并发症

心力衰竭、脑栓塞、猝死。

## 四、护理措施

### (一)体位与休息

当心律失常发作导致胸闷、心悸、头晕等不适症状时采取高枕卧位、半卧位或其他舒适体位，尽量避免左侧卧位，以防左侧卧位时感觉到心脏搏动而加重不适。有头晕、晕厥发作或曾有跌倒病史者应卧床休息。保证患者充分的休息与睡眠,必要时遵医嘱给予镇静剂。

### (二)给氧

伴呼吸困难、发绀等缺氧表现时,给予氧气吸入,2～4 L/min。

### (三)饮食

控制膳食总热量,以维持正常体重为度,40岁以上者尤应预防发胖。一般以 BMI 20～24 为正常体重。或以腰围为标准,一般以女性≥80 cm,男性≥85 cm为超标。超重或肥胖者应减少每天进食的总热量,以低脂(每天30%)、低胆固醇(200 mg/d)膳食,并限制酒及糖类食物的摄入。严禁暴饮暴食,以免诱发心绞痛或心肌梗死。合并高血压或心力衰竭者,应同时限制钠盐。避免摄入刺激性食物如咖啡、浓茶等,保持大便通畅。

### (四)病情观察

严密进行心电监测,出现异常心律变化,如3～5次/分的室性期前收缩或阵发性室性心动过速,窦性停搏、二度Ⅱ型或三度房室传导阻滞等,立即通知医师。应将急救药物备好,需争分夺秒地迅速给药。有无心悸、胸闷、胸痛、头晕、晕厥等症状。检测电解质变化,尤其是血钾变化。

### (五)用药指导

接受各种抗心律失常药物治疗的患者,应在心电监测下用药,以便掌握心律的变化情况和观察药物疗效。密切观察用药反应,严密观察穿刺局部情况,谨防药物外渗。皮下注射给予抗凝溶栓及抗血小板药时,注意更换注射部位,避免按摩,应持续按压2～3分钟。严格按医嘱给药,避免食用影响药物疗效的食物。用药前、中、后注意心率、心律、PR间期、QT间期等的变化,以判断疗效和有无不良反应。

### (六)除颤的护理

持续性室性心动过速患者,应用药物效果不明显时,护士应密切配合医师将除颤器电源接好,检查仪器性能是否完好,备好电极板,以便及时顺利除颤。对于缓慢型心律失常患者,应用药物治疗后仍不能增加心率,且病情有所发展或反复发作阿-斯综合征时,应随时做好安装人工心脏起搏器的准备。

### (七)心理护理

向患者说明心律失常的治疗原则,介绍介入治疗如心导管射频消融术或心脏起搏器安置术的目的和方法,以消除患者的紧张心理,使患者主动配合治疗。

(八)健康教育

1.疾病知识指导

向患者及其家属讲解心律失常的病因、诱因及防治知识。

2.生活指导

指导患者劳逸结合,生活规律,保证充足的休息与睡眠。无器质性心脏病者应积极参加体育锻炼。保持情绪稳定,避免精神紧张、激动。改变不良饮食习惯,戒烟、酒,避免浓茶、咖啡、可乐等刺激性食物。保持大便通畅,避免排便用力而加重心律失常。

3.用药指导

嘱患者严格按医嘱按时按量服药,说明所用药物的名称、剂量、用法、作用及不良反应,不可随意增减药物的剂量或种类。

4.制订活动计划

评估患者心律失常的类型及临床表现,与患者及家属共同制订活动计划。对无器质性心脏病的良性心律失常患者,鼓励其正常工作和生活,保持心情舒畅,避免过度劳累。窦性停搏、二度Ⅱ型或三度房室传导阻滞、持续性室速等严重心律失常患者或快速心室率引起血压下降者,应卧床休息,以减少心肌耗氧量。卧床期间加强生活护理。

5.自我监测指导

教会患者及家属测量脉搏的方法,心律失常发作时的应对措施及心肺复苏术,以便于自我检测病情和自救。对安置心脏起搏器的患者,讲解自我监测与家庭护理方法。

6.及时就诊的指标

(1)当出现头晕、气促、胸闷、胸痛等不适症状时。

(2)复查心电图发现异常时。

**五、护理效果评估**

(1)患者及其家属掌握自我监测脉搏的方法,能复述疾病发作时的应对措施及心肺复苏术。

(2)患者掌握发生疾病的诱因,能采取相应措施尽可能避免诱因的发生。

(3)患者心理状态稳定,养成正确的生活方式。

(4)患者未发生猝死或发生致命性心律失常时能得到及时发现和处理。

# 第三节 心肌梗死

## 一、疾病概述

### (一)概念和特点

心肌梗死是心肌长时间缺血导致的心肌细胞死亡,为在冠状动脉病变的基础上,发生冠状动脉血供急剧减少或中断,使相应心肌严重而持久地急性缺血导致的心肌细胞死亡。急性心肌梗死临床表现有持久的胸骨后剧烈疼痛、发热、白细胞计数和血清心肌坏死标志物增高,以及心电图进行性改变;可发生心律失常、休克或心力衰竭,属急性冠脉综合征的严重类型。

### (二)相关病理生理

主要出现左心室舒张和收缩功能障碍的一些血流动力学改变,其严重程度和持续时间取决于梗死的部位、程度和范围。心脏收缩力减弱、顺应性降低、心肌收缩不协调,左心室压力曲线最大上升速度($dp/dt$)减低,左心室舒张末期压增高、舒张和收缩末期容量增多。射血分数减低,心搏量和心排血量下降,心率增快或有心律失常,血压下降。病情严重者,动脉血氧含量降低。急性大面积心肌梗死者,可发生泵衰竭——心源性休克或急性肺水肿。

### (三)主要病因及诱因

急性心肌梗死的基本病因是冠脉粥样硬化,造成一支或多支管腔狭窄和心肌血供不足,而侧支循环未建立。在此基础上,一旦血供急剧减少或中断,使心肌严重而持久地急性缺血20~30分钟或以上,即可发生急性心肌梗死。

促使斑块破溃出血及血栓形成的诱因:①晨起6时至12时,交感神经活动增加,机体应激反应增强,心肌收缩力、心率、血压增高,冠状动脉张力增高。②饱餐特别是进食大量高脂饮食后。③重体力劳动、情绪过分激动、血压急剧升高或用力排便。④休克、脱水、出血、外科手术或严重心律失常。

### (四)临床表现

与梗死的面积大小、部位、冠状动脉侧支循环情况密切相关。

1.先兆

50%~81.2%的患者在发病前数天有乏力、胸部不适、活动时心悸、气急、烦躁、心绞痛等前驱症状,以初发心绞痛或原有心绞痛加重为最突出。心绞痛发作较以往频繁、程度较剧、持续较久、硝酸甘油疗效差、诱发因素不明显。

2.症状

(1)疼痛:出现最早、最突出,多发生于清晨,尤其是晨间运动或排便时。疼痛的性质和部位与心绞痛相似,但程度更剧烈,多伴有大汗、烦躁不安、恐惧及濒死感,持续时间可达数小时或数天,休息和服用硝酸甘油不缓解。部分患者疼痛可向上腹部放射,而被误诊为急腹症或因疼痛向下颌、颈部、背部放射而误诊为其他疾病。少数患者无疼痛,一开始即表现为休克或急性心力衰竭。

(2)全身症状:一般在疼痛发生后24~48小时出现发热、心动过速、白细胞计数增高或/和血沉增快等。体温可升高至38 ℃左右,很少超过39 ℃,持续约1周。

(3)胃肠道症状:疼痛剧烈时常伴恶心、呕吐、上腹胀痛,也可有肠胀气或呃逆。

(4)心律失常:75%~95%的患者在起病1~2天内可发生心律失常,24小时内最多见。

(5)低血压和休克:疼痛发作期间血压下降常见,但未必是休克,如疼痛缓解而收缩压仍低于10.7 kPa(80 mmHg),且患者表现为烦躁不安、面色苍白、皮肤湿冷、脉细而快、大汗淋漓、少尿、神志迟钝,甚至晕厥者为休克表现。

(6)心力衰竭:发生率为32%~48%,主要为急性左心衰竭。表现为呼吸困难、咳嗽、发绀、烦躁等症状,重者可发生肺水肿。随后可发生颈静脉怒张、肝大、水肿等右心衰竭表现,伴血压下降。

3.体征

心率多增快,也可减慢,心律失常。心尖部第一心音减弱,可闻及"奔马律",除急性心肌梗死早期血压可增高外,几乎所有患者都有血压下降。

4.并发症

乳头肌功能失调或断裂、心脏破裂、栓塞、心室壁瘤、心肌梗死后综合征等。

(五)辅助检查

1.心电图

(1)ST段抬高性心肌梗死心电图的特点:①ST段抬高呈弓背向上型,在面向坏死区周围心肌损伤区的导联上出现。②宽而深的Q波(病理性Q波),在面向透壁心肌坏死区的导联上出现。③T波倒置,在面向损伤区周围心肌缺血区的导联上出现。

(2)非ST段抬高性心肌梗死心电图的特点：①无病理性Q波，有普遍性ST段压低≥0.1 mV，但aVR导联ST段抬高，或有对称性T波倒置，为心内膜下心肌梗死所致。②无病理性Q波，也无ST段变化，仅有T波倒置变化。

(3)ST段抬高心肌梗死的心电图演变过程：①在起病数小时内可无异常或出现异常高大两支不对称的T波，为超急性期改变。②数小时后，ST段明显抬高，弓背向上，与直立的T波连接，形成单向曲线；数小时至2天内出现病理性Q波同时R波减低，为急性期改变。③如果早期不进行治疗干预，抬高的ST段可在数天至2周内逐渐回到基线水平，T波逐渐平坦或倒置，为亚急性期改变。④数周至数月后，T波呈V形倒置，两支对称，为慢性期改变。T波倒置可永久存在，也可在数月至数年内逐渐恢复。

2.超声心动图

二维和M型超声心动图有助于了解心室壁的运动和左心室功能，诊断室壁瘤和乳头肌功能失调等。

3.放射性核检查

放射性核检查可显示心肌梗死的部位与范围，观察左心室壁的运动和左心室射血分数，有助于判定心室的功能、诊断梗死后造成的室壁运动失调和心室壁瘤。

(六)治疗原则

尽早使心肌血液再灌注(到达医院后30分钟内开始溶栓或90分钟内行介入治疗)，以挽救濒死的心肌，防止梗死面积扩大，缩小心肌缺血范围，保护和维持心脏功能，及时处理严重心律失常，泵衰竭和各种并发症，防治猝死，注重二级预防。

1.一般治疗

(1)休息：患者未行再灌注治疗前，应绝对卧床休息，保持环境安静，防止不良刺激，解除焦虑。

(2)给氧：常规给氧。

(3)监测：急性期应常规安置于心脏重症监护病房，进行心电、血压、呼吸监测3～5天，除颤仪处于随时备用状态。

(4)建立静脉通道：保持给药途径畅通。

2.药物治疗

(1)吗啡或哌替啶：吗啡2～4 mg或哌替啶50～100 mg肌内注射解除疼痛，必要时5～10分钟后重复。注意低血压和呼吸功能抑制。

(2)硝酸酯类药物:通过扩张冠状动脉增加冠状动脉血流以增加静脉容量。但下壁心肌梗死、可疑右室心肌梗死或明显低血压[收缩压低于12.0 kPa(90 mmHg)]的患者,不适合使用。

(3)阿司匹林:无禁忌者立即口服水溶性阿司匹林或嚼服肠溶性阿司匹林。一般首次剂量为150～300 mg,每天1次,3天后,75～150 mg每天1次长期维持。

3.再灌注心肌

(1)经皮冠状动脉介入治疗(percutaneous coronary intervention,PCI):有条件的医院对具备适应证的患者应尽快实施PCI,可获得更好的治疗效果。

(2)溶栓疗法:无条件实行介入治疗或延误再灌注时机者,无禁忌证应立即(接诊后30分钟之内)溶栓治疗。发病3小时内,心肌梗死溶栓治疗血流完全灌注率高,获益最大。年龄≥75岁者选择溶栓应慎重,并酌情减少溶栓药物剂量。

## 二、护理评估

### (一)一般评估

1.本次发病特点与目前病情

评估患者此次发病有无明显的诱因,胸痛发作的特征,尤其是起病的时间、疼痛剧烈程度、是否进行性加重,有无恶心、呕吐、乏力、头晕、呼吸困难等伴随症状,是否有心律失常、休克、心力衰竭的表现。

2.患病及治疗经过

评估患者有无心绞痛发作史,患病的起始时间,患病后的诊治过程,是否遵医嘱治疗,目前用药及有关的检查等。

3.危险因素评估

患者的年龄、性别、职业;有无家族史;了解患者有无肥胖、血脂异常、高血压、糖尿病等危险因素;有无摄入高脂饮食、吸烟等不良生活习惯,是否有充足的睡眠,有无锻炼身体的习惯;排便情况;了解工作与生活压力情况及性格特征等。

### (二)身体评估

1.一般状态

观察患者的精神意识状态,尤其注意有无面色苍白、表情痛苦、大汗或神志模糊、反应迟钝甚至晕厥等表现。

2.生命体征

观察体温、脉搏、呼吸、血压有无异常及其程度。

**3. 心脏听诊**

注意心率、心律、心音的变化，有无奔马律、心脏杂音及肺部啰音等。

### (三) 心理-社会评估

急性心肌梗死时患者胸痛程度异常剧烈，可有濒死感，或行紧急溶栓、介入治疗，由此产生恐惧心理。由于心肌梗死使患者活动耐力和自理能力下降，生活上需要照顾，如患者入住冠心病重症监护室（CCU），面对一系列检查和治疗，加上对预后的担心、对工作和生活的影响等，易产生焦虑。

### (四) 辅助检查结果的评估

**1. 心电图**

是否有心肌梗死的特征性、动态性变化，对心肌梗死者应加做右胸导联，判断有无右心室梗死。连续心电监测有无心律失常等。

**2. 血液检查**

定时抽血检测血清心肌标志物，评估血常规检查有无白细胞计数增高及血清电解质、血糖、血脂等异常。

### (五) 常用药物治疗效果的评估

**1. 硝酸酯类**

遵医嘱给予舌下含化，动态评估患者胸疼是否缓解，注意血压及心电图的变化。

**2. β受体阻滞剂**

评估患者是否知晓本药不可以随意停药或漏服，否则可引起心绞痛加剧或心肌梗死。交代患者饭前服，以保证药物疗效及患者安全用药。用药过程中的心率、血压、心电图检测，是否有诱发心力衰竭的可能性。

**3. 血管紧张素转换酶抑制剂（ACEI）**

本药常有刺激性干咳，具有适量降低血压作用，防止心室重构，预防心力衰竭。注意是否出现肾小球滤过率降低引起尿少，评估其有效性。出现干咳时，应评估干咳的原因，可能有以下因素引起。

(1) 干咳由 ACEI 本身引起。

(2) 肺内感染引起，本原因引起的干咳往往伴有气促。

(3) 心力衰竭时也可引起干咳。

### 三、主要护理诊断/问题

#### (一)疼痛

胸痛与心肌缺血坏死有关。

#### (二)活动无耐力

活动无耐力与氧的供需失调有关。

#### (三)有便秘的危险

便秘与进食少、活动少、不习惯床上大小便有关。

#### (四)潜在并发症

心力衰竭、猝死。

### 四、护理措施

#### (一)休息指导

发病12小时内应绝对卧床休息,保持环境安静,限制探视,并告知患者和家属休息可以降低心肌耗氧量和交感神经兴奋性,有利于缓解疼痛,以取得合作。

#### (二)饮食指导

起病后4~12小时内给予流质饮食,以减轻胃扩张。随后过渡到低脂、低胆固醇清淡饮食,提倡少食多餐。

#### (三)给氧

鼻导管给氧,氧流量2~5 L/min,以增加心肌氧的供应,减轻缺血和疼痛。

#### (四)心理护理

疼痛发作时应有专人陪伴,允许患者表达内心感受,给予心理支持,鼓励患者树立战胜疾病的信心。告知患者住进CCU后病情的任何变化都在医护人员的严密监护下,并能得到及时的治疗,以缓解患者的恐惧心理。简明扼要地解释疾病过程与治疗配合,说明不良情绪会增加心肌耗氧量而不利于病情的控制。医护人员应有序的工作,避免忙乱给患者带来的不安全感。监护仪器的报警声应尽量调低,以免影响患者休息,增加患者心理负担。

#### (五)止痛治疗的护理

遵医嘱给予吗啡或哌替啶止痛,注意有无呼吸抑制等不良反应。给予硝酸酯类药物时应随时检测血压的变化,维持收缩压在13.3 kPa(100 mmHg)及以上。

**(六)溶栓治疗的护理**

(1)询问患者是否有溶栓禁忌证。

(2)协助医师做好溶栓前血常规、出凝血时间和血型等检查。

(3)迅速建立静脉通路,遵医嘱正确给予溶栓药物,注意观察有无不良反应:①变态反应表现为寒战、发热、皮疹等;②低血压;③出血包括皮肤黏膜出血、血尿、便血、咯血、颅内出血等,一旦出现应紧急处理。

(4)溶栓疗效观察,可根据下列指标间接判断溶栓是否成功:①胸痛2小时内基本消失;②心电图 ST 段于2小时内回降>50%;③2小时内出现再灌注性心律失常;④cTnI 或 cTnT 峰值提前至发病后12小时内,血清 CK-MB 峰值提前出线(14小时以内)。上述4项中②和④最重要。也可根据冠脉造影直接判断溶栓是否成功。

**(七)健康教育**

1. 疾病知识指导

指导患者积极进行二级预防,防止再次梗死或其他心血管事件发生。急性心肌梗死恢复后的患者应调节饮食,可减少复发,即低饱和脂肪和低胆固醇饮食,要求饱和脂肪占总热量的7%以下,胆固醇<200 mg/d。戒烟是心肌梗死后的二级预防中的重要措施,研究表明,急性心肌梗死后继续吸烟,再梗死和死亡的危险增高22%~47%,每次随诊都必须了解并登记吸烟情况,积极劝导患者戒烟,并实施戒烟计划。

2. 心理指导

心肌梗死后患者焦虑情绪多来自对今后工作及生活质量的担心,应予以充分理解并指导患者保持乐观、平和的心情,正确对待自己的病情。告诉家属对患者要积极配合与支持,为其创造一个良好的身心修养环境,生活中避免对其施加压力,当患者出现紧张、焦虑或烦躁等不良情绪时,应给予理解和疏导,必要时争取患者工作单位领导和同事的支持。

3. 康复指导

加强运动康复锻炼,与患者一起制订个体化运动方案,指导患者出院后的运动康复训练。个人卫生、家务劳动、娱乐活动等也对患者有益。无并发症的患者,心肌梗死后6~8周可恢复性生活,性生活以不出现心率、呼吸增快持续20~30分钟、胸痛、心悸持续时间不超过15分钟为度。经2~4个月体力活动锻炼后,酌情恢复部分或轻体力工作。但对重体力劳动、驾驶员、高空作业及其他精神紧张或工作量过大的工种,应予以更换。

**4. 用药指导与病情监测**

心肌梗死后患者因用药多、时间久、药品贵等,往往用药依从性低。需要采取形式多样的健康教育途径,应强调药物治疗的必要性,指导患者按医嘱服药,列举不遵医行为导致严重后果的病例,让患者认识到遵医用药的重要性,告知药物的用法、作用和不良反应,并教会患者定时测脉搏、血压,发放护嘱卡或个人用药手册,定期电话随访,使患者"知、信、行"统一,提高用药依从性。若胸痛发作频繁、程度较重、时间较长,服用硝酸酯制剂疗效较差时,提示急性心血管事件,应及时就医。

**5. 照顾者指导**

心肌梗死是心脏性猝死的高危因素,应教会家属心肺复苏的基本技术以备急用。

**6. 及时就诊的指标**

(1)胸口剧痛。

(2)剧痛放射至头、手臂和下颌。

(3)出现出汗、恶心,甚至气促。

(4)自测脉搏<60次/分,应该暂停服药,来院就诊。

## 五、护理效果评估

(1)患者主诉疼痛症状消失。

(2)能叙述限制最大活动量的指征,参与制订并遵循活动计划,活动过程中无并发症,主诉活动时耐力增强。

(3)能陈述预防便秘的措施,未发生便秘。

(4)未发生猝死,或发生致命性心律失常时得到了及时发现和处理。

(5)能自觉避免心力衰竭的诱发因素,未发生心力衰竭或心力衰竭得到了及时发现和处理。

# 第五章

# 普外科疾病护理

## 第一节 甲状腺疾病

甲状腺疾病甲状腺分左、右两叶，覆盖并附着于甲状软骨下方的器官两侧，中间以峡部相连，由内、外两层被膜包裹，手术时分离甲状腺即在此两层被膜之间进行。在甲状腺背面、两层被膜的间隙内，一般附有4个甲状旁腺。成人甲状腺重约30 g，正常者进行颈部检查时，既不能清楚地看到，也不易摸到甲状腺。由于甲状腺借外层被膜固定于气管和环状软骨上，还借两叶上极内侧的悬韧带悬吊于环状软骨，所以做吞咽动作时，甲状腺随之上下移动，临床上常以此鉴别颈部肿块是否与甲状腺有关(图5-1)。

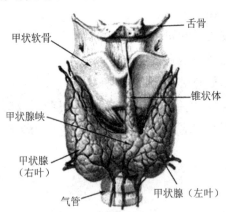

图 5-1 甲状腺的解剖结构

甲状腺的血液供应非常丰富，主要来自两侧的甲状腺上、下动脉。甲状腺有3条主要静脉，即甲状腺上、中、下静脉。甲状腺的淋巴液汇入颈深淋巴结。甲状腺的神经支配来自迷走神经,其中,喉返神经穿行于甲状腺下动脉的分支之间,支配声带运动,喉上神经的内支(感觉支)分布于喉黏膜,外支(运动支)支配环甲肌,与甲状腺上动脉贴近走行,使声带紧张。

甲状腺有合成、贮存和分泌甲状腺素的功能。甲状腺素的主要作用是:①加快全身细胞利用氧的效能,加速蛋白质、糖类和脂肪的分解,全面增高人体的代谢,增加热量的产生。②促进人体的生长发育,在出生后影响脑与长骨的生长、发育。

## 一、单纯性甲状腺肿

### (一)概述

单纯甲状腺肿发病率5%,甚至更高,女性好发,缺碘是主要原因。由于离海远的山区饮水和食物中含碘量低,发病者较多,故常称为地方性甲状腺肿。在缺乏碘而仍需甲状腺功能维持身体需要的前提下,垂体前叶促甲状腺激素的产生就增加,导致甲状腺代偿性肿大。病变早期为弥漫性肿大,随着增生和再生反复出现,会出现结节;晚期部分腺泡坏死、出血、囊性变、纤维化、钙化等,可出现质地不等、大小不一的结节,称为结节性甲状腺肿。

除甲状腺素的合成原料碘缺乏外,当机体对甲状腺激素的需要量较正常增高,或其他原因导致甲状腺素合成和分泌障碍时,也会引起甲状腺肿大。前者常见于青春期、妊娠期、绝经期、创伤或感染患者;后者原因众多,可以是大脑皮质-下丘脑-垂体前叶-甲状腺系统任意环节的失调。两者与地方性甲状腺肿的主要不同是,后者往往腺体肿大很突出,并多发生在地方性甲状腺肿的流行区。

### (二)护理评估

1.健康史

评估时应询问患者的年龄、月经生育史、创伤感染情况和居住史,如是否居住于远离海的山区,以及饮食习惯。如是否不吃海带、紫菜等海产品,或者有海产品过敏或禁忌。据报道,卷心菜、花生、菠菜、大豆、豌豆、萝卜等食物可抑制甲状腺素的合成,经常大量进食,亦能导致甲状腺肿大。

2.临床表现

局部表现为主,颈部增粗,颈前肿块。一般无全身症状,基础代谢率正常。甲状腺可有不同程度的肿大,早期两侧呈弥漫性肿大,表面光滑,质地软,可随吞咽上下移动;随后可触及单个或多个结节,增长缓慢。较大腺体压迫周围器官或组织出现压迫症状,可表现为呼吸困难、气管软化、声音嘶哑或吞咽困难。胸骨后甲状腺肿易压迫气管和食管。

3.辅助检查

(1)甲状腺摄$^{131}$I率测定:缺碘性甲状腺肿可出现摄碘量增高,但吸碘高峰一般正常。

(2)B超检查:有助于发现甲状腺内囊性、实质性或混合性多发结节的存在。

(3)颈部X线检查:可发现不规则的胸骨后甲状腺肿及钙化的结节,还能确定有无气管受压、移位及狭窄的程度。

(4)细针穿刺细胞学检查:病变性质可疑时,可行细针穿刺细胞学检查以确诊。

(三)护理问题

1.焦虑

与疾病、担心手术预后等因素有关。

2.知识缺乏

缺乏进食加碘食盐或含碘丰富的食品的有关知识。

3.疼痛

与手术引起的组织损伤有关。

(四)护理目标

(1)患者紧张情绪缓解或减轻,积极配合手术。

(2)患者能够叙述相关知识。

(3)患者疼痛减轻或消失。

(五)护理措施

1.一般护理

(1)皮肤的准备:男性患者刮胡须,女性患者发髻低需要理发。

(2)胃肠道的准备:术前禁食8~12小时,禁水4~6小时。

(3)体位训练:术前指导患者进行头颈过伸位的训练。

2.心理护理

针对患者术前紧张和担心手术预后进行心理护理。

(1)讲解手术的必要性。

(2)讲解此手术为外科中等手术,手术医师经验丰富。

(3)讲解手术及麻醉方式。

(4)讲解过于紧张会影响手术的进行及麻醉效果。

(5)请手术已经康复的患者与之交流经验体会。

(6)调动社会支持体系,给患者予以协助和鼓励。

3.术后护理

主要针对术后并发症。

(1)出血:术后48小时内出现,表现为颈部迅速肿大、呼吸困难、烦躁不安,甚至窒息;伤口渗血或出血。护理如下:①预防术后出血。适当加压包扎伤口敷料。予半坐卧位,减轻术后颈部切口张力。避免大声说话、剧烈咳嗽,以免伤口裂开、出血。术后6小时内进食温凉流质、半流质饮食,避免进过热饮食,减少伤口部位充血。②观察伤口渗血情况及颈后有无渗血;观察患者呼吸情况,有无呼吸困难;观察患者颈部情况,有无颈部肿大。床旁备气管切开包,如发生出血,应立即剪开缝线,消除积血,必要时送手术室止血。

(2)呼吸困难和窒息:表现为颈部压迫感、紧缩感或梗阻感,还可表现为进行性呼吸困难、呼吸费力、烦躁、发绀及气管内痰鸣音。护理如下:①术后24~48小时严密观察病情变化。每2小时测量血压、脉搏、呼吸1次,观察伤口敷料及引流管引流液的情况,尤应注意颈部敷料有无渗血。②预防术后出血。适当加压包扎伤口敷料。予半坐卧位,减轻术后颈部切口张力。避免大声说话、剧烈咳嗽,以免伤口裂开出血。术后6小时内进食温凉流质、半流质饮食,避免进过热饮食,减少伤口部位充血。③保持呼吸道通畅。指导患者有效咳嗽、排痰的方法并示范,即先深吸一口气,然后用手按压伤口处,快速用力将痰咳出,但避免剧烈咳嗽,以免伤口裂开。痰液黏稠不易排出时,给予雾化吸入,每天2~3次,并协助患者翻身叩背,促进痰液排出。④及时处理:发现患者有颈部紧缩感和压迫感、呼吸困难、烦躁不安、心动加速、发绀时,应立即检查伤口。如果是出血引起,立即就地松开敷料,剪开缝线,敞开切口,迅速除去血肿;如血肿清除后患者呼吸仍无改善,则应立即施行气管切开,并予吸氧;待患者情况好转后,再送手术室进行进一步检查止血和其他处理。⑤术前常规在床旁准备气管切开包和抢救药品。⑥手术后如近期出现呼吸困难,宜先试行插管,插管失败后再做气管切开。

(3)喉返神经损伤:可分暂时性(2/3以上的患者是暂时性损伤)和持久性损伤两种,评估患者有无声音嘶哑、失声。如果症状出现,注意给予安慰和解释,减轻其恐惧和焦虑,使其积极配合治疗。同时,应用促进神经功能恢复的药物,结合理疗、针灸,促进声带功能的恢复(暂时性损伤可在术后几周内恢复功能)。注意声带的休息,避免不必要的谈话。在后期要多与患者交流,并要求患者尽量用简短的语言回答或点头,亦可使用写字板,鼓励患者自己说出来,提高其自信心,促进声带功能的恢复。

(4)喉上神经损伤:喉上神经外支损伤可引起环甲肌瘫痪,使声带松弛,患者发音产生变化,常感到发音弱、音调低、无力、缺乏共振,最大音量降低。喉上神经内支损伤可使咽喉黏膜的感觉丧失,易引起误咽,尤其是喝水时出现呛咳。要指导患者取坐位进食,或进半固体饮食。一般理疗后可恢复。

(5)甲状旁腺功能减退:可出现低血钙,表现为面部、口唇周围及手、足针刺感及麻木感或强直感,还可表现为畏光、复视、焦虑、烦躁不安。重者可有面肌和手足阵发性痛性痉挛,甚至喉、膈肌痉挛,出现呼吸困难和窒息。血清钙低于正常。但只要有一枚良好的甲状旁腺保留下来,就可维持甲状旁腺的正常功能,故临床上出现严重的手足抽搐者并不多见。其发生率与甲状腺手术范围及以往手术次数直接相关。如果出现症状,护理上需注意以下事项。①限制含磷较高的食物:如牛奶、瘦肉、蛋类、鱼类。②症状轻者,可口服葡萄糖酸钙 2~4 g,每天 3 次,2~3 周后损伤的甲状旁腺代偿性增生,症状消失;症状较重者或长期不能恢复者加服维生素 D,每天 5 万~10 万单位,促进钙在肠道中的吸收。口服二氢速固醇(AT10)油剂,有提高血清钙含量的特殊作用,从而降低神经肌肉的应激性,效果最好。③抽搐发作:注意患者安全,医护人员不要用手强力按压患者制止抽搐发作,避免受伤。

4.健康教育

(1)在甲状腺肿流行地区推广加碘食盐:告知居民勿因价格低廉而购买和食用不加碘食盐。日常烹调使用加碘食盐,每 10~20 kg 食盐中均匀加入碘化钾或碘化钠 1 g 即可满足人体每天的需碘量。

(2)告知患者碘是甲状腺素合成的必需成分:食用高碘含量食品有助于增加体内甲状腺素的合成,改善甲状腺肿大症状。鼓励进食海带、紫菜等含碘丰富海产品。

## 二、甲状腺功能亢进症

(一)概述

1.病因

甲状腺功能亢进症(简称甲亢)的原因尚未完全明了,目前多认为它是一种自身免疫性疾病。此外,情绪、应激等因素也被认为对其发病有重要影响。

2.分类

(1)原发性甲状腺功能亢进症(Grave病、突眼性甲状腺肿或者毒性甲状腺肿):最常见,多发于20～40岁,女性较男性发病率高。甲状腺呈弥漫性肿大、对称,有突眼征。

(2)继发性甲状腺功能亢进症:少见,多发于40岁以上,甲状腺肿大呈结节性、不对称,一般无突眼。

(3)高功能腺瘤:是继发性甲状腺功能亢进症的特殊类型,少见,多为单发,无突眼。

(二)护理评估

1.健康史

(1)患者的年龄、性别。

(2)患者是否有情绪急躁、容易激动、失眠、两手颤动、怕热、多汗、食欲亢进而体重减轻、消瘦、心悸、胸闷、脉快有力(每分钟脉率在100次以上,休息和睡眠时快)、月经失调等症状。

(3)是否进行过甲状腺手术或者放疗。

(4)甲状腺功能亢进症的药物治疗情况。

(5)患者及其家属对疾病的认识以及心理反应。

2.临床表现

(1)代谢率增高的表现:食欲亢进、食量大,但反见消瘦、体重下降;多汗、不耐热;紧张、神经过敏、手细颤;心律失常和心悸;皮肤毛发柔弱,易脱落;腹泻。

(2)性格的改变:烦躁易激惹。情绪波动大,可表现为时而兴奋,时而抑郁。言语及动作速度加快。

(3)心血管系统功能改变:患者主诉心悸、心慌。脉快有力,多在每分钟100次以上,休息和睡眠时亦快。脉压增大,常＞5.3 kPa(40 mmHg)。脉率增快和脉压的增大为重要临床表现。可作为判断病情程度和治疗效果的重要标志。

(4)内分泌紊乱:月经失调、不孕、早产等。

(5)眼征:瞬目减少,辐辏运动减弱,眼球内聚困难。突眼征:由于液体积聚在眼眶,球后水肿,造成眼球突出,但并非必然存在。突眼的严重程度与甲状腺功能亢进症的严重程度无明显关系。继发于结节性甲状腺肿的甲状腺功能亢进症患者多无突眼征。通常治疗不会改善。

3.辅助检查

(1)基础代谢率(BMR)测定:BMR＝脉率＋脉压－111。BMR正常为±10%,增高至＋20%～＋30%为轻度甲状腺功能亢进症,＋30%～＋60%为中度甲状腺功能亢进症，+60%以上为重度甲状腺功能亢进症。

(2)甲状腺摄碘率的测定：给受试者一定剂量的放射性$^{131}$I，再探测甲状腺摄取$^{131}$I的程度，可以判断甲状腺的功能状态。正常甲状腺24小时摄碘量为人体总量的30%～40%，如果在2小时内甲状腺的摄碘量超过了人体总量的25%，或在24小时内超过了人体总量的50%，且吸碘高峰提前出现，都提示有甲状腺功能亢进症。注意如果患者在近2个月内吃含碘较高的食物如海带、紫菜或服用含碘药物如甲状腺素片、复方碘溶液等，需停药2个月才能做试验，否则影响检测效果。

(3)血清$T_3$、$T_4$测定：甲状腺功能亢进症时$T_3$可高出正常值4倍左右，$T_4$高出正常2.5倍。

(4)B超：甲状腺呈弥漫性或结节性肿大。

(5)心电图(ECG)：显示心动过速或心房颤动，P波和T波改变。

(三)护理问题

(1)焦虑与担心疾病及手术预后等因素有关。

(2)活动无耐力：与代谢率增高、氧的供应不能满足机体需要有关。

(3)睡眠形态紊乱：与无法耐受炎热、大汗或性情急躁等因素有关。

(4)营养失调，低于机体需要量：与代谢率增高有关。

(5)疼痛与手术引起的组织损伤有关。

(6)潜在并发症：出血、呼吸困难或窒息、喉返神经损伤、喉上神经损伤、甲状旁腺损伤、甲状腺危象等。

(四)护理目标

(1)患者紧张情绪缓解或减轻，积极配合手术。

(2)患者活动能力逐渐增强，能满足自我护理要求或患者日常需求得到满足。

(3)患者能得到充足的休息和睡眠。

(4)患者甲状腺功能亢进症症状得到控制，体重增加。

(5)患者疼痛减轻或消失。

(6)患者病情变化能够被及时发现和处理。

(五)护理措施

1.一般护理

(1)皮肤的准备：男性患者刮胡须，女性患者发髻低需要理发。

(2)胃肠道的准备:术前禁食 8～12 小时,禁水 4～6 小时。

(3)体位训练:术前指导患者进行头颈过伸位的训练。

(4)术前药物准备。用药目的是降低甲状腺功能和基础代谢率,控制甲状腺功能亢进症症状,减轻甲状腺肿大及充血。先使用硫氧嘧啶类抗甲状腺药物,待基础代谢率正常后加用碘剂,适用于重度甲状腺功能亢进症患者。硫氧嘧啶类药物主要抑制甲状腺素分泌,但能使甲状腺肿大、充血。加用碘剂可以抑制甲状腺素的释放,并能使腺体缩小、变硬,减少充血,利于手术。常用碘剂为饱和碘化钾熔液,或用 Lugol 溶液。服用方法有二:①增量法,常用的碘剂是复方碘化钾溶液,每天 3 次,第 1 天每次由 3 滴开始,逐日每次递增 1 滴,至每次 16 滴为止。然后,维持此剂量至手术。②恒量法:10 滴,每天 3 次;4～5 滴,每天3次。给抗甲状腺药物和碘剂时,多需 2～3 周或以上方可手术。为缩短术前准备时间,目前常给普萘洛尔口服,替代抗甲状腺药物和碘剂做药物准备。

用药注意事项:①硫氧嘧啶类药物的突出不良反应是白细胞和粒细胞减少。当发现患者有咽痛、发热、皮疹等主诉或症状时,应及时与医师联系,进一步检查分析是否需要停药。②服用碘剂时要将碘溶液滴在水、果汁、牛奶里,并用吸管饮用,以减少碘液的不良味道和对黏膜的刺激及牙齿的损害。切忌将浓的碘剂直接滴入口腔,以免灼伤口腔黏膜,刺激口腔和胃黏膜引起恶心、呕吐、食欲缺乏等,且要强调一定要按剂量服用。③碘剂不能单独治疗甲状腺功能亢进症,仅用于手术前的准备。因为碘剂只能抑制甲状腺激素的释放,而不能抑制其合成。因此,一旦停药,贮存于甲状腺滤泡内的甲状腺球蛋白分解,大量甲状腺激素释放到血液,使甲状腺功能亢进症症状加重。④使用普萘洛尔的禁忌证为心脏束支传导阻滞、支气管哮喘。对使用普萘洛尔的患者应监测心率。发现心率低于60 次/分时,应及时提醒医师停药。

2.心理护理

针对术前紧张和担心手术预后进行心理护理。多与患者交谈,消除患者的顾虑和恐惧心理,向患者讲解甲状腺功能亢进症是一种可治愈的良性疾病。安排通风良好、安静的休息环境,指导患者减少活动,适当卧床,以免体力消耗。限制探视,避免过多外来刺激,使患者情绪稳定。

3.术后并发症的护理

(1)出血:术后 48 小时内出现,表现为颈部迅速肿大、呼吸困难、烦躁不安,甚至窒息;伤口渗血或出血。护理如下。①预防术后出血:适当加压包扎伤口敷料。给予半坐卧位,减轻术后颈部切口张力。避免大声说话、剧烈咳嗽,以免伤口裂开出血。术后6小时内进食温凉流质、半流质饮食,避免进过热饮食,减少伤口部位充血。②观察伤口:观察伤口渗血情况及颈后有无渗血;观察患者呼吸情况,有无呼吸困难;观察患者颈部情况,有无颈部肿大。如发生出血,应立即剪开缝线,清除积血,必要时送手术室止血。③观察伤口引流管颜色、性质、量,并准确记录。如有异常,及时通知主管医师。

(2)呼吸困难和窒息。表现为颈部压迫感、紧缩感或梗阻感,还可表现为进行性呼吸困难、呼吸费力、烦躁、发绀及气管内痰鸣音。护理如下:①观察病情。术后24~48小时严密观察病情变化,每2小时测量血压、脉搏、呼吸1次,观察伤口敷料及引流管引流液的情况,尤应注意颈部敷料有无渗血。②预防术后出血:适当加压包扎伤口敷料。给予半坐卧位,减轻术后颈部切口张力。避免大声说话、剧烈咳嗽,以免伤口裂开出血。术后6小时内进食温凉流质、半流质饮食,避免进过热饮食,减少伤口部位充血。③保持呼吸道通畅:指导患者有效咳嗽、排痰的方法并示范,即先深吸一口气,然后用手按压伤口处,快速用力将痰咳出,但避免剧烈咳嗽,以免伤口裂开。痰液黏稠不易排出时,给予雾化吸入,每天2~3次,并协助患者翻身叩背,促进痰液排出。④及时处理:发现患者有颈部紧缩感和压迫感、呼吸困难、烦躁不安、心动加速、发绀时,应立即检查伤口。如果是出血引起,立即就地松开敷料,剪开缝线,敞开切口,迅速除去血肿;如血肿清除后患者呼吸仍无改善,则应立即施行气管切开,并予吸氧;待患者情况好转后,再送手术室进行进一步检查止血和其他处理。⑤术前常规在床旁准备气管切开包和抢救药品。⑥手术后如近期出现呼吸困难,宜先试行插管,插管失败后再做气管切开。

(3)喉返神经损伤:可分暂时性(2/3以上的患者是暂时性损伤)和持久性损伤两种,评估患者有无声音嘶哑、失声。如果症状出现,注意给予安慰和解释,减轻其恐惧和焦虑,使其积极配合治疗。同时,应用促进神经功能恢复的药物,结合理疗、针灸,促进声带功能的恢复(暂时性损伤可在术后几周内恢复功能)。注意声带的休息,避免不必要的谈话。在后期要多与患者交流,并要求患者尽量用简短的语言回答或点头;亦可使用写字板,鼓励患者自己说出来,提高其自信心,促进声带功能的恢复。

(4)喉上神经损伤:可引起环甲肌瘫痪,使声带松弛,患者发音产生变化,常感到发音弱、音调低、无力、缺乏共振,最大音量降低。喉上神经内支损伤可使咽喉黏膜的感觉丧失,易引起误咽,尤其是喝水时出现呛咳。要指导患者取坐位进食,或进半固体饮食。一般理疗后可恢复。

(5)甲状旁腺功能减退:可出现低血钙,表现为面部、口唇周围及手、足针刺感及麻木感或强直感,还可表现为畏光、复视、焦虑、烦躁不安。重者可有面肌和手足阵发性痛性痉挛,甚至喉、膈肌痉挛,出现呼吸困难和窒息。查血清钙低于正常。但只要有一枚良好的甲状旁腺保留下来,就可维持甲状旁腺的正常功能,故临床上出现严重的手足抽搐者并不多见。其发生率与甲状腺手术范围及以往手术次数直接相关。如果出现症状,护理上需注意以下事项:①限制含磷较高的食物,如牛奶、瘦肉、蛋类、鱼类。②症状轻者可口服葡萄糖酸钙 2~4 g,每天 3 次,2~3 周后损伤的甲状旁腺代偿性增生,症状消失;症状较重者或长期不能恢复者加服维生素 D,每天 5 万~10 万单位,促进钙在肠道中的吸收。口服二氢速固醇油剂,有提高血清钙含量的特殊作用,从而降低神经肌肉的应激性,效果最好。③抽搐发作时,注意患者安全,医护人员不要用手强力按压患者制止抽搐发作,避免受伤。

(6)甲状腺危象:原因尚不清楚。表现为术后 12~36 小时内出现高热、脉快且弱(>120 次/分)、烦躁、谵妄,甚至昏迷,常伴恶心、呕吐。如果症状出现,要及时处理:①物理或药物降温,必要时可用冬眠药,使其体温维持在 37 ℃左右。②吸氧:减轻组织缺氧。③静脉输入大量葡萄糖溶液:降低循环血液中的甲状腺激素水平。④烦躁不安、谵妄者,注意患者安全,防止外伤。⑤遵医嘱用药:口服复方碘化钾溶液 3~5 mL。紧急时用 10%碘化钠溶液 5~10 mL 加入 10%葡萄糖溶液 500 mL 中静脉滴注;氢化可的松,每天 200~400 mg,分次静脉滴注,拮抗应激;利舍平 1~2 mg,肌内注射或普萘洛尔 5 mg 加入 10%葡萄糖溶液 100 mL 中静脉滴注,以降低周围组织对儿茶酚胺的反应。镇静剂常用苯巴比妥钠 100 mg 或冬眠合剂Ⅱ号半量,肌内注射,6~8 小时 1 次;右心衰竭者加用洋地黄制剂。⑥提供心理支持,减轻恐惧和焦虑,促进症状缓解。

4.健康教育

(1)用药指导:说明甲状腺功能亢进症术后继续服药的重要性并督促执行。教会患者正确服用碘剂的方法,如将碘剂滴在饼干、面包等固体食物上,一并服下,以保证剂量准确。

(2)复诊指导:嘱咐出院患者定期至门诊复查,了解甲状腺的功能,出现心悸、手足震颤、抽搐等情况时,及时就诊。

### 三、甲状腺腺瘤

(一)概述

甲状腺腺瘤是最常见的甲状腺良性肿瘤,多见于 40 岁以下的女性,病理上可分为滤泡状和乳头状囊性腺瘤两种,前者较常见。乳头状囊性腺瘤少见,不易与乳头状腺癌区别。腺瘤周围有完整的包膜。

### (二)护理评估

**1.健康史**

(1)患者的年龄。

(2)肿物生长速度。

(3)有无压迫症状。①压迫气管:导致呼吸困难。②压迫食管:可致吞咽困难。③压迫静脉:表现为面部淤血、发绀、水肿、浅表静脉怒张。④压迫神经:喉返神经受压,可引起声带麻痹、声音嘶哑。

**2.临床表现**

多为单发,表面光滑,边界清,随吞咽上下活动,多无不适,生长缓慢。肿块较大时可有压迫症状。多为实性,部分为囊性,当囊壁血管破裂发生囊内出血时,肿块迅速增大,伴局部胀痛。

**3.辅助检查**

(1)颈部B超:用来测定甲状腺肿物的大小及其与周围组织的关系。

(2)穿刺细胞学检查:用以明确甲状腺肿块的性质。

### (三)护理问题

(1)焦虑:与担心手术及预后有关。

(2)疼痛:与手术引起的组织损伤有关。

### (四)护理目标

(1)患者紧张情绪缓解或减轻,积极配合手术。

(2)患者疼痛减轻或消失。

### (五)护理措施

**1.术前护理**

(1)皮肤的准备:男性患者刮胡须,女性患者发髻低需要理发。

(2)胃肠道的准备:术前禁食8～12小时,禁水4～6小时。

(3)体位训练:术前指导患者进行头颈过伸位的训练。

**2.心理护理**

针对患者术前紧张和手术预后进行心理护理。

(1)讲解手术的必要性,若不进行手术治疗,则有恶变的可能。

(2)讲解此手术为外科中等手术,手术医师经验丰富。

(3)讲解手术及麻醉方式。

(4)讲解过于紧张影响手术的进行及麻醉效果。

(5)请手术已经康复的患者与之交流经验体会。

(6)调动社会支持体系给患者予协助和鼓励。

3.术后护理

同单纯性甲状腺肿术后护理。

4.健康教育

术后多做吞咽动作,防止颈前肌粘连;伤口拆线后适当进行颈部运动,防止瘢痕挛缩。定期门诊复查。

### 四、甲状腺癌

(一)概述

甲状腺癌是最常见的甲状腺恶性肿瘤,发病率因国家和地区而不同,在我国约占全身恶性肿瘤的1%,近年有增长趋势,女性多见。发病年龄不同于一般肿瘤多发于老年人的特点,此病从儿童到老年人都可发生,青壮年占大多数。

(二)护理评估

1.健康史

(1)患者的性别、年龄。

(2)肿物生长速度。

(3)有无压迫症状:呼吸困难、吞咽困难、声音嘶哑、面部淤血、发绀、水肿、浅表静脉怒张等。

2.临床表现

肿块特点是质硬、不规则、边界不清,随吞咽活动度差。局部淋巴结转移时伴有颈部淋巴结肿大。晚期常因压迫邻近组织如喉返神经、气管、食管、交感神经节而出现相应的压迫症状。

3.辅助检查

(1)颈部B超检查:用来测定甲状腺肿物的大小及其与周围组织的关系。

(2)放射性同位素扫描:多为冷结节或凉结节。

(3)CT/MRI检查:能更清楚地定位病变范围及淋巴结转移灶。

(4)穿刺细胞学检查:用以明确甲状腺肿块的性质。

4.心理社会因素

近期有无心理应激,如家庭生活、工作等方面。

### (三)护理问题

(1)焦虑:与甲状腺肿块性质不明、担心手术及预后有关。

(2)知识缺乏:缺乏甲状腺手术术前、术后康复知识。

### (四)护理目标

(1)患者焦虑减轻,舒适感增加,积极配合治疗。

(2)患者能够叙述相关知识。

### (五)护理措施

**1.一般护理**

(1)皮肤的准备:男性患者刮胡子,女性患者发髻低需要理发。

(2)胃肠道的准备:术前禁食8~12小时,禁水4~6小时。

(3)体位训练:术前指导患者进行头颈过伸位的训练。

**2.心理护理**

针对患者术前紧张和担心手术预后进行心理护理。

(1)讲解手术的必要性,若不进行手术治疗,则病情有恶化的可能。

(2)讲解此手术为外科中等手术,手术医师经验丰富。

(3)讲解手术及麻醉方式。

(4)讲解过于紧张影响手术的进行及麻醉效果。

(5)请手术已经康复的患者与之交流经验体会。

(6)调动社会支持体系,给患者予协助和鼓励。

**3.术后护理**

除不会发生甲状腺危象外,其余同甲状腺功能亢进症术后护理。

**4.健康教育**

(1)甲状腺全部切除的患者需终身服用甲状腺制剂以满足机体对甲状腺素的需要。常用的甲状腺制剂有甲状腺素片、左甲状腺素等。要使患者了解不正确的用药可导致严重心血管并发症。指导患者:①每天按时服药。②出现心慌、多汗、急躁或畏寒、乏力、精神萎靡不振、嗜睡、食欲减退等体内甲状腺激素过多或过少表现时,应及时就诊,以便调整剂量。③不随意自行停药或变更剂量。④随年龄变化,药物剂量有可能需要调整,故最好至少每年到医院复查1次。

(2)不同病理类型的甲状腺癌患者的预后有明显差异,乳头状腺癌恶性程度低,预后较好。指导患者调整心态,积极配合后续治疗。

### 五、甲状腺结节

**(一)概述**

甲状腺结节是指在甲状腺内出现的肿块,临床上是一种常见病证,可由甲状腺各种疾病引起,因而怎样区分结节的良、恶性,对如何选择治疗方案有其重要意义。儿童时期出现的甲状腺结节50%为恶性。发生于年轻男性的单发结节,也应警惕恶性的可能。如果患者突然出现甲状腺结节,且短期内发展较快,则恶性的可能性较大,但有些早已存在的乳头状囊性腺瘤,常因重体力劳动或剧烈咳嗽而发生囊内出血时,短期内可迅速增大,应加以区分,后者病变局部常有胀痛感。

**(二)护理评估**

1.健康史

(1)患者的性别、年龄。

(2)结节生长速度。

(3)有无压迫症状。

2.临床表现

甲状腺单个孤立结节比多个结节的恶性机会大。触诊时,良性腺瘤表面平滑,质地较软,随吞咽移动度大;而腺癌常表现为不平整,质地较韧,随吞咽移动度较小,可同时触及颈部肿大的淋巴结。有时腺癌结节很小,而同侧已有肿大的淋巴结。

3.辅助检查

(1)核素扫描:单个冷结节恶性的可能性较大;温结节多为良性腺瘤,癌的概率较小;热结节则几乎为良性。

(2)B超检查:能测定甲状腺结节大小及数目,可区分甲状腺结节为实质性肿块、囊肿或囊实性,因此,可弥补放射性核素扫描检查的不足。如扫描为冷结节、超声检查为囊性者,则恶性的可能性大大减低。此外,还可经超声定位指导针吸活检。

(3)穿刺细胞学检查:是明确甲状腺结节性质的有效方法。细胞学检查结果阴性,则90%为良性。

**(三)护理问题**

(1)焦虑与担心甲状腺肿块性质、预后等因素有关。

(2)疼痛与手术引起的组织损伤有关。

**(四)护理目标**

(1)患者焦虑减轻,舒适感增加,积极配合治疗。

(2)患者疼痛减轻或消失。

**(五)护理措施**

1.一般护理

(1)皮肤的准备:男性患者刮胡子,女性患者发髻低需要理发。

(2)胃肠道的准备:术前禁食8~12小时,禁水4~6小时。

(3)体位训练:术前指导患者进行头颈过伸位的训练。

2.心理护理

针对患者术前紧张和担心手术预后进行心理护理。

(1)讲解手术的必要性,若不进行手术治疗,病情有恶化的可能。

(2)讲解此手术为外科中等手术,手术医师经验丰富。

(3)讲解手术及麻醉方式。

(4)讲解过于紧张影响手术的进行及麻醉效果。

(5)请手术已经康复的患者与之交流经验体会。

(6)调动社会支持体系,给患者予协助和鼓励。

3.术后护理

同甲状腺功能亢进术后护理。

4.健康教育

良性肿瘤的健康教育同甲状腺腺瘤,恶性肿瘤的健康教育同甲状腺癌。

**(六)最新进展**

近年来,随着腔镜手术技能的不断成熟及腔镜手术器械的不断发展,腔镜技术在甲状腺外科中已被广泛使用,如腔镜甲状腺肿物切除术、一侧腺叶切除术或甲状腺大部分切除术,甚至甲状腺全切除合并颈中央区淋巴结清扫术等。这些术式与传统开放的甲状腺手术相比,其术后并发症并无增多,且具有手术损伤小、恢复快、住院时间短,以及除颈入路途径外,术后在身体暴露部位不留下手术瘢痕、能达到较满意的美容效果等优点。

1.腔镜甲状腺手术概况

Gagner等成功进行了首例腔镜甲状旁腺部分切除术;Huscher等报道了腔镜甲状腺腺叶切除术,两者手术的成功和所取得的满意的美容效果,为腔镜甲状腺手术的开发和推广奠定了基础。从此以后,腔镜甲状腺手术在国内外迅速开展,且未出现手术死亡病例或严重并发症的报道。腔镜甲状腺手术可分为经颈、经胸和经腋入路3种途径。

2.腔镜甲状腺手术后护理

腔镜手术较普通术式术后易发生脂肪液化、皮下积液、皮肤红肿、瘀斑。皮下瘀斑、皮下红肿一般可自行消除,严重者先行冷敷后行热敷,加用活血化瘀药物治疗后可消失。脂肪液化者予拆除乳沟处切口缝线,使其自然引流,定时换药,加用抗生素抗感染后可消失。皮下积液者,量少可自行吸收,量多者用针刺抽吸或切开引流,以防皮瓣坏死。其他护理同甲状腺功能亢进患者术后护理。

# 第二节 急性乳腺炎

## 一、疾病概述

### (一)概念

急性乳腺炎是乳腺的急性化脓性感染。多发生于产后3～4周的哺乳期妇女,以初产妇最常见。主要致病菌为金黄色葡萄球菌,少数为链球菌。

### (二)相关病理生理

急性乳腺炎开始时局部出现炎性肿块,数天后可形成单房或多房性的脓肿。表浅脓肿可向外破溃或破入乳管自乳头流出;深部脓肿不仅可向外破溃,也可向深部穿至乳房与胸肌间的疏松组织中,形成乳房后脓肿。感染严重者,还可并发脓毒血症。

### (三)病因与诱因

1.乳汁淤积

乳汁是细菌繁殖的理想培养基,引起乳汁淤积的主要原因有:①乳头发育不良(过小或凹陷)妨碍哺乳。②乳汁过多或婴儿吸乳过少导致乳汁不能完全排空。③乳管不通(脱落上皮或衣服纤维堵塞),影响乳汁排出。

2.细菌入侵

当乳头破损时,细菌沿淋巴管入侵是感染的主要途径。细菌也可直接侵入乳管,上行至腺小叶而致感染。细菌主要来自婴儿口腔、母亲乳头或周围皮肤。多数发生于初产妇,因其缺乏哺乳经验;也可发生于断奶时,6个月以后的婴儿已经长牙,易致乳头损伤。

### (四)临床表现

#### 1.局部表现

初期患侧乳房红、肿、胀、痛,可有压痛性肿块,随病情发展症状进行性加重,数天后可形成单房或多房性的脓肿。脓肿表浅时局部皮肤可有波动感和疼痛,脓肿向深部发展可穿至乳房与胸肌间的疏松组织中,形成乳房后脓肿和腋窝脓肿,并出现患侧腋窝淋巴结肿大、压痛。局部表现可有个体差异,应用抗生素治疗的患者,局部症状可被掩盖。

#### 2.全身表现

感染严重者,可并发败血症,出现寒战、高热、脉快、食欲减退、全身不适、白细胞上升等症状。

### (五)辅助检查

(1)实验室检查:白细胞计数及中性粒细胞比例增多。

(2)B超检查:确定有无脓肿及脓肿的大小和位置。

(3)诊断性穿刺:在乳房肿块波动最明显处或压痛最明显的区域穿刺,抽出脓液可确诊脓肿已经形成。脓液应做细菌培养和药敏试验。

### (六)治疗原则

主要原则为控制感染,排空乳汁。脓肿形成以前以抗菌药治疗为主,脓肿形成后,需及时切开引流。

#### 1.非手术治疗

(1)一般处理:①患乳停止哺乳,定时排空乳汁,消除乳汁淤积。②局部外敷,用25%硫酸镁湿敷,或采用中药蒲公英外敷,也可用物理疗法促进炎症吸收。

(2)全身抗菌治疗:原则为早期、足量应用抗生素。针对革兰阳性球菌有效的药物,如青霉素、头孢菌素等。由于抗生素可被分泌至乳汁,故避免使用对婴儿有不良影响的抗菌药,如四环素、氨基苷类、磺胺类和甲硝唑。如治疗后病情无明显改善,则应重复穿刺以了解有无脓肿形成,或根据脓液的细菌培养和药敏试验结果选用抗生素。

(3)中止乳汁分泌:患者治疗期间一般不停止哺乳,因停止哺乳不仅影响婴儿的喂养,且提供了乳汁淤积的机会。但患侧乳房应停止哺乳,并以吸乳器或手法按摩排出乳汁,局部热敷。若感染严重或脓肿引流后并发乳瘘(切口常出现乳汁)需回乳,常用方法:①口服溴隐亭 1.25 mg,每天 2 次,服用 7~14 天;或口服己烯雌酚 1~2 mg,每天 3 次,2~3 天。②肌内注射苯甲酸雌二醇,每次 2 mg,每天1次,至乳汁分泌停止。③中药炒麦芽,每天 60 mg,分 2 次煎服或芒硝外敷。

2.手术治疗

脓肿形成后切开引流。于压痛、波动最明显处先穿刺抽吸取得脓液后,于该处切开放置引流,脓液做细菌培养及药物敏感试验。脓肿切开引流时注意:①切口一般呈放射状,避免损伤乳管引起乳瘘;乳晕部脓肿沿乳晕边缘做弧形切口;乳房深部较大脓肿或乳房后脓肿,沿乳房下缘做弧形切口,经乳房后间隙引流。②分离多房脓肿的房间隔以利引流。③为保证引流通畅,引流条应放在脓腔最低部位,必要时另加切口作对口引流。

## 二、护理评估

**(一) 一般评估**

1.生命体征(T、P、R、BP)

评估是否有体温升高,脉搏加快。急性乳腺炎患者通常有发热,可有低热或高热;发热时呼吸、脉搏加快。

2.患者主诉

询问患者是否为初产妇,有无乳腺炎、乳房肿块、乳头异常溢液等病史;询问有无乳头内陷;评估有无不良哺乳习惯,如婴儿含乳睡觉、乳头未每天清洁等;询问有无乳房胀痛,浑身发热、无力、寒战等症状。

3.相关记录

体温、脉搏、皮肤异常等记录结果。

**(二) 身体评估**

1.视诊

乳房皮肤有无红、肿、破溃、流脓等异常情况;乳房皮肤红肿的开始时间、位置、范围、进展情况。

2.触诊

评估乳房乳汁淤积的位置、范围、程度及进展情况;乳房有无肿块,乳房皮下有无波动感,脓肿是否形成,脓肿形成的位置、大小。

### (三)心理-社会评估

评估患者心理状况,是否担心婴儿喂养与发育、乳房功能及形态改变。

### (四)辅助检查阳性结果评估

患者血常规检查示血白细胞计数及中性粒细胞比例升高提示有炎症的存在;根据B超检查的结果判断脓肿的大小及位置,诊断性穿刺后方可确诊脓肿形成;根据脓液的药物敏感试验选择抗生素。

### (五)治疗效果的评估

1. 非手术治疗评估要点

应用抗生素是否有效果,乳腺炎症是否得到控制,患者体温是否恢复正常;回乳措施是否起效,乳汁淤积情况有无改善,患者乳房肿胀疼痛有无减轻或加重;患者是否了解哺乳卫生和预防乳腺炎的知识,情绪是否稳定。

2. 手术治疗评估要点

手术切开排脓是否彻底;伤口愈合情况是否良好。

## 三、主要护理诊断(问题)

### (一)疼痛

与乳汁淤积、乳房急性炎症使乳房压力显著增加有关。

### (二)体温过高

与乳腺急性化脓性感染有关。

### (三)知识缺乏

与不了解乳房保健和正确哺乳知识有关。

### (四)潜在并发症

乳瘘。

## 四、护理措施

### (一)缓解疼痛

1. 防止乳汁淤积

患乳暂停哺乳,定时用吸乳器吸净乳汁。

2. 按摩、热敷

每天定时给予手法按摩、辅助热敷物理治疗,疏通阻塞的乳腺管,刺激乳窦,使乳汁流畅,淤积的硬块消散,预防乳腺脓肿发生。

3.托起乳房

用三角巾或宽松胸罩拖起患侧乳房,减轻疼痛和肿胀。

(二)控制体温和感染

1.控制感染

遵医嘱抽血培养和药物敏感试验,使用抗菌药物并观察疗效。

2.病情观察

定时测量体温、脉搏、呼吸,监测白细胞、中性粒细胞变化。

3.高热护理

发热期间予温水擦浴、冰袋降温等物理降温,必要时遵医嘱予药物降温;伴有畏寒、发抖等症状者,注意保暖;保持口腔和皮肤清洁。

(三)脓肿切开引流术后护理

保持引流通畅,观察引流液的量、性状、颜色及气味变化,及时更换敷料。

(四)用药护理

遵医嘱早期使用抗菌药,根据药物敏感试验选择合适的抗菌药,注意评估患者有无药物不良反应。

(五)饮食与运动

给予高蛋白、高维生素、低脂肪食物,保证足量水分摄入。注意休息,适当运动,劳逸结合。

(六)心理护理

观察了解患者心理状况,给予必要的疾病有关的知识宣教,抚慰其紧张急躁情绪。

(七)健康教育

1.保持乳头和乳晕清洁

每次哺乳前后清洁乳头,保持局部干燥清洁。

2.纠正乳头内陷

妊娠期每天挤捏、提拉乳头。

3.养成良好的哺乳习惯

定时哺乳,每次哺乳时让婴儿吸净乳汁,如有淤积及时用吸乳器或手法按摩排出乳汁;培养婴儿不含乳头睡眠的习惯;注意婴儿口腔卫生,及时治疗婴儿口腔炎症。

**4.及时处理乳头破损**

乳晕破损或皲裂时暂停哺乳,用吸乳器吸出乳汁哺乳婴儿;局部用温水清洁后涂以抗菌药软膏,待愈合后再行哺乳;症状严重时及时诊治。

### 五、护理评价

(1)患者的乳汁淤积情况有无改善,是否学会正确排出淤积乳汁的方法,是否坚持每天挤出已经淤积的乳汁,回乳措施是否产生效果,乳房胀痛有无逐渐减轻。

(2)患者乳房皮肤的红肿情况有无好转,乳房皮肤有无溃烂,乳房肿块有无消失或增大。

(3)患者应用抗生素后体温有无恢复正常,炎症有无消退,炎症有无进一步发展为脓肿。

(4)患者脓肿有无及时切开引流,伤口愈合情况是否良好。

(5)患者是否了解哺乳卫生和预防乳腺炎的知识,焦虑情绪是否改善。

## 第三节 胃十二指肠损伤

### 一、概述

由于有肋弓保护且活动度较大,柔韧性较好,壁厚,钝挫伤时胃很少受累,只有胃膨胀时偶有发生胃损伤。上腹或下胸部的穿透伤则常导致胃损伤,多伴有肝、脾、横膈及胰等损伤。胃镜检查及吞入锐利异物或吞入酸、碱等腐蚀性毒物也可引起穿孔,但很少见。十二指肠损伤是由于上中腹部受到间接暴力或锐器的直接刺伤而引起的,缺乏典型的腹膜炎症状和体征,术前诊断困难,漏诊率高,多伴有腹部脏器合并伤,病死率高,术后并发症多,肠瘘发生率高。

### 二、护理评估

#### (一)健康史

详细询问患者、现场目击者或陪同人员,以了解受伤的时间地点、环境,受伤的原因,外力的特点、大小和作用方向,坠跌高度;了解受伤前后饮食及排便情况,受伤时的体位,有无防御,伤后意识状态、症状、急救措施、运送方式,既往疾病及手术史。

(二)临床表现

(1)胃损伤若未波及胃壁全层,可无明显症状。若全层破裂,由于胃酸有很强的化学刺激性,可立即出现剧痛及腹膜刺激征。当破裂口接近贲门或食管时,可因空气进入纵隔而呈胸壁下气肿。较大的穿透性胃损伤时,可自腹壁流出食物残渣、胆汁和气体。

(2)十二指肠破裂后,因有胃液、胆汁及胰液进入腹腔,早期即可发生急性弥漫性腹膜炎,有剧烈的刀割样持续性腹痛伴恶心、呕吐,腹部检查可见有板状腹、腹膜刺激征症状。

(三)辅助检查

(1)疑有胃损伤者,应置胃管,若自胃内吸出血性液或血性物者可确诊。

(2)腹腔穿刺术和腹腔灌洗术:腹腔穿刺抽出不凝血液、胆汁,灌洗吸出10 mL以上肉眼可辨的血性液体,即为阳性结果。

(3)X线检查:腹部X线片可显示腹膜后组织积气、肾脏轮廓清晰、腰大肌阴影模糊不清等有助于腹膜后十二指肠损伤的诊断。

(4)CT检查:可显示少量的腹膜后积气和渗至肠外的造影剂。

(四)治疗原则

抗休克和及时、正确的手术处理是治疗的两大关键。

(五)心理、社会因素

胃十二指肠外伤性损伤多数在意外情况下发生,患者出现突发外伤后易出现紧张、痛苦、悲哀、恐惧等心理变化,担心手术成功及疾病预后。

三、护理问题

(一)疼痛

疼痛与胃肠破裂、腹腔内积液、腹膜刺激征有关。

(二)组织灌注量不足

这与大量失血、失液,严重创伤,有效循环血量减少有关。

(三)焦虑或恐惧

这种情绪与经历意外及担心预后有关。

### (四)潜在并发症

出血、感染、肠瘘、低血容量性休克。

### 四、护理目标

(1)患者疼痛减轻。

(2)患者血容量得以维持,各器官血供正常、功能完整。

(3)患者焦虑或恐惧减轻或消失。

(4)护士密切观察病情变化,如发现异常,及时报告医师,并配合处理。

### 五、护理措施

#### (一)一般护理

**1.预防低血容量性休克**

吸氧、保暖、建立静脉通道,遵医嘱输入温热生理盐水或乳酸盐林格液,抽血查全血细胞计数、血型和交叉配血。

**2.密切观察病情变化**

每15~30分钟应评估患者情况。评估内容包括意识状态、生命体征、肠鸣音、尿量、氧饱和度、有无呕吐、肌紧张和反跳痛等。观察胃管内引流物颜色、性质及量,若引流出血性液体,提示有胃、十二指肠破裂的可能。

**3.术前准备**

胃、十二指肠破裂大多需要手术处理,故患者入院后,在抢救休克的同时,尽快完成术前准备工作,如备皮、备血、插胃管及留置尿管、做好抗生素皮试等,一旦需要,可立即实施手术。

#### (二)心理护理

评估患者对损伤的情绪反应,鼓励他们说出自己内心的感受,帮助建立积极有效的应对措施。向患者介绍有关病情、损伤程度、手术方式及疾病预后,鼓励患者,告诉患者良好的心态、积极的配合有利于疾病早日康复。

#### (三)术后护理

**1.体位**

患者意识清楚、病情平稳,给予半坐卧位,有利于引流及呼吸。

**2.禁食、胃肠减压**

观察胃管内引流液颜色、性质及量,若引流出血性液体,提示有胃、十二指肠再出血的可能。十二指肠创口缝合后,胃肠减压管置于十二指肠腔内,使胃液、肠液、胰液得到充分引流,一定要妥善固定,避免脱出。一旦脱出,要在医师的指导下重新置管。

**3.严密监测生命体征**

术后15～30分钟监测生命体征直至患者病情平稳。注意肾功能的改变,胃十二指肠损伤后,特别有出血性休克时,肾脏会受到一定的损害,尤其是严重腹部外伤伴有重度休克者,有发生急性肾功能障碍的危险,所以,术后应密切注意尿量,争取保持每小时尿量在50 mL以上。

**4.补液和营养支持**

根据医嘱,合理补充水、电解质和维生素,必要时输新鲜血、血浆,维持水、电解质、酸碱平衡。给予肠内、外营养支持,促进合成代谢,提高机体防御能力。继续应用有效抗生素,控制腹腔内感染。

**5.术后并发症的观察和护理**

(1)出血:如胃管内24小时内引流出新鲜血液>200 mL,提示吻合口出血,要立即配合医师给予胃管内注入凝血酶粉、冰盐水洗胃等止血措施。

(2)肠瘘:患者术后持续低热或高热不退,腹腔引流管中引流出黄绿色或褐色渣样物,有恶臭或引流出大量气体,提示肠瘘发生,要配合医师进行腹腔双套管冲洗,并做好相应护理。

**(四)健康教育**

(1)讲解术后饮食注意事项,当患者胃肠功能恢复,一般3～5天后开始恢复饮食,由流质逐步恢复至半流质、普食,进食高蛋白、高能量、易消化饮食,增强抵抗力,促进愈合。

(2)行全胃切除或胃大部分切除术的患者,因胃肠吸收功能下降,要及时补充微量元素和维生素等营养素,预防贫血、腹泻等并发症。

(3)避免工作过于劳累,注意劳逸结合。讲明饮酒、抽烟对胃、十二指肠疾病的危害性。

(4)避免长期大量服用非甾体抗炎药,如布洛芬等,以免引起胃肠道黏膜损伤。

## 第四节 肝 脓 肿

### 一、细菌性肝脓肿患者的护理

当全身性细菌感染,特别是腹腔内感染时,细菌侵入肝脏,如果患者抵抗力弱,可发生细菌性肝脓肿。细菌可以从下列途径进入肝脏。①胆道:细菌沿着胆管上行,是引起细菌性肝脓肿的主要原因。包括胆石、胆囊炎、胆道蛔虫、其他原因所致胆管狭窄与阻塞等。②肝动脉:体内任何部位的化脓性病变,细菌可经肝动脉进入肝脏。如:败血症、化脓性骨髓炎、痈、疖等。③门静脉:已较少见,如坏疽性阑尾炎、细菌性痢疾等,细菌可经门静脉入肝。④肝开放性损伤:细菌可直接经伤口进入肝,引起感染而形成脓肿。细菌性肝脓肿的致病菌多为大肠埃希菌、金黄色葡萄球菌、厌氧链球菌等。肝脓肿可以是单个脓肿,也可以是多个小脓肿,数个小脓肿可以融合成为一个大脓肿。

## (一)护理评估

### 1.健康史

注意询问有无胆道感染和胆道疾病、全身其他部位的化脓性感染特别是肠道的化脓性感染、肝脏外伤病史,是否有肝脓肿病史,是否进行过系统治疗。

### 2.身体状况

本病通常继发于某种感染性先驱疾病,起病急,主要症状为骤起寒战、高热、肝区疼痛和肝大。体温可高达39~40℃,多表现为弛张热,伴有大汗、恶心、呕吐、食欲缺乏。肝区疼痛多为持续性钝痛或胀痛,有时可伴有右肩牵涉痛,右下胸及肝区叩击痛,增大的肝有压痛。肝前下缘比较表浅的脓肿,可有右上腹肌紧张和局部明显触痛。巨大的肝脓肿可使右季肋区呈饱满状态,甚至可见局限性隆起,局部皮肤可出现凹陷性水肿。严重时或并发胆道梗阻者,可出现黄疸。

### 3.心理-社会状况

细菌性肝脓肿起病急剧,症状重,如果治疗不彻底容易反复发作转为慢性,并且细菌性肝脓肿极易引起严重的全身性感染,导致感染性休克,患者产生焦虑。

### 4.辅助检查

(1)血液检查:化验检查白细胞计数及中性粒细胞增多,有时出现贫血。肝功能检查可出现不同程度的损害和低蛋白血症。

(2)X线胸腹部检查:右叶脓肿可见右膈肌升高,运动受限;肝影增大或局限性隆起;有时伴有反应性胸膜炎或胸腔积液。

(3)B超:在肝内可显示液平段,可明确其部位和大小,阳性诊断率在96%以上,为首选的检查方法。必要时可做CT检查。

(4)诊断性穿刺:抽出脓液即可证实本病。

(5)细菌培养:脓液细菌培养有助于明确致病菌,选择敏感的抗生素,并与阿米巴性肝脓肿相鉴别。

5.治疗要点

(1)全身支持疗法:给予充分营养,纠正水和电解质及酸碱平衡失调,必要时少量多次输血和血浆以纠正低蛋白血症,增强机体抵抗力。

(2)抗生素治疗:应使用大剂量抗生素。由于肝脓肿的致病菌以大肠埃希菌、金黄色葡萄球菌和厌氧性细菌最为常见,在未确定病原菌之前,可首选对此类细菌有效的抗生素,然后根据细菌培养和抗生素敏感试验结果选用有效的抗生素。

(3)经皮肝穿刺脓肿置管引流术:适用于单个较大的脓肿。在B超引导下进行穿刺。

(4)手术治疗:对于较大的单个脓肿,估计有穿破可能,或已经穿破胸腹腔;胆源性肝脓肿;位于肝左外叶脓肿,穿刺易污染腹腔;慢性肝脓肿,应施行经腹切开引流。病程长的慢性局限性厚壁脓肿,也可行肝叶切除或部分肝切除术。多发性小脓肿不宜行手术治疗,但对其中较大的脓肿,也可行切开引流。

(二)护理诊断及合作性问题

1.营养失调

低于机体需要量,与高代谢消耗或慢性消耗病程有关。

2.体温过高

其与感染有关。

3.急性疼痛

其与感染及脓肿内压力过高有关。

4.潜在并发症

急性腹膜炎、上消化道出血、感染性休克。

(三)护理目标

患者能维持适当营养,维持体温正常,疼痛减轻,无急性腹膜炎休克等并发症发生。

(四)护理措施

1.术前护理

(1)病情观察,配合抢救中毒性休克。

(2)高热护理:保持病室空气新鲜、通风、温湿度合适,物理降温。衣着适量,及时更换汗湿衣。

(3)维持适当营养:对于非手术治疗和术前的患者,给予高蛋白、高热量饮食,纠正水、电解质平衡失调和低蛋白血症。

(4)遵医嘱正确应用抗生素。

2.术后护理

(1)经皮肝穿刺脓肿置管引流术术后护理:术前做术区皮肤准备,协助医师进行穿刺部位的准确定位。术后向医师询问术中情况及术后有无特殊观察和护理要求。患者返回病房后,观察引流管固定是否牢固,引流液性状,引流管道是否密闭。术后第二天或数天开始进行脓腔冲洗,冲洗液选用等渗盐水(或遵医嘱加用抗生素)。冲洗时速度缓慢,压力不宜过高,估算注入液与引出液的量。每次冲洗结束后,可遵医嘱向脓腔内注入抗生素。待到引流出或冲洗出的液体变清澈,B超检查脓腔直径<2 cm即可拔管。

(2)切开引流术术后护理:切开引流术术后护理遵循腹部手术术后护理的一般要求。除此之外,每天用生理盐水冲洗脓腔,记录引流液量,<10 mL或脓腔容积<15 mL,即考虑拔除引流管,改凡士林纱布引流,致脓腔闭合。

3.健康指导

为了预防肝脓肿疾病的发生,应教育人们积极预防和治疗胆道疾病,及时处理身体其他部位的化脓性感染。告知患者应用抗生素和放置引流管的目的和注意事项,取得患者的信任和配合。术后患者应加强营养和提高抵抗力,定期复查。

(五)护理评价

患者是否能维持适当营养,体温是否正常,疼痛是否减轻,有无急性腹膜炎、上消化道出血、感染性休克等并发症发生。

二、阿米巴性肝脓肿患者的护理

阿米巴性肝脓肿是阿米巴肠病的并发症,阿米巴原虫从结肠溃疡处经门静脉血液或淋巴管侵入肝内并发脓肿,常见于肝右叶顶部,多数为单发性。原虫产生溶组织酶,导致肝细胞坏死、液化组织和血液、渗液组成脓肿。

(一)护理评估

1.健康史

注意询问有无阿米巴痢疾病史。

2.身体状况

阿米巴性肝脓肿有着跟细菌性肝脓肿相似的表现,两者的区别详见表5-1。

表 5-1　细菌性肝脓肿与阿米巴性肝脓肿的鉴别

| 鉴别要点 | 细菌性肝脓肿 | 阿米巴性肝脓肿 |
| --- | --- | --- |
| 病史 | 继发于胆道感染或其他化脓性疾病 | 继发于阿米巴痢疾后 |
| 症状 | 病情急骤严重,全身中毒症状明显,有寒战、高热 | 起病较缓慢,病程较长,可有高热,或不规则发热、盗汗 |
| 血液化验 | 白细胞计数及中性粒细胞可明显增加。血液细菌培养可阳性 | 白细胞计数可增加,如无继发细菌感染液细菌培养阴性。血清学阿米巴抗体检查阳性 |
| 粪便检查 | 无特殊表现 | 部分患者可找到阿米巴滋养体或结肠溃面(乙状结肠镜检)黏液或刮取涂片可找阿米巴滋养体或包囊 |
| 脓液 | 多为黄白色脓液,涂片和培养可发现细菌 | 大多为棕褐色脓液,无臭味,镜检有时可到阿米巴滋养体。若无混合感染,涂片和培养无细菌 |
| 诊断性治疗 | 抗阿米巴药物治疗无效 | 抗阿米巴药物治疗有好转 |
| 脓肿 | 较小,常为多发性 | 较大,多为单发,多见于肝右叶 |

3.心理-社会状况

由于病程长,忍受较重的痛苦,担忧预后或经济拮据等原因,患者常有焦虑、悲伤或恐惧反应。

4.辅助检查

基本同细菌性肝脓肿。

5.治疗要点

阿米巴性肝脓肿以非手术治疗为主。应用抗阿米巴药物,加强支持疗法纠正低蛋白、贫血等,无效者穿刺置管闭式引流或手术切开引流,多可获得良好的疗效。

(二)护理诊断及合作性问题

(1)营养失调:低于机体需要量,与高代谢消耗或慢性消耗病程有关。

(2)急性疼痛:与脓肿内压力过高有关。

(3)潜在并发症:合并细菌感染。

(三)护理措施

1.非手术疗法和术前护理

(1)加强支持疗法:给予高蛋白、高热量和高维生素饮食,必要时少量多次输新鲜血、补充丙种球蛋白,增强抵抗力。

(2)正确使用抗阿米巴药物,注意观察药物的不良反应。

2.术后护理

除继续做好非手术疗法护理外,重点做好引流的护理。宜用无菌水封瓶闭式引流,每天更换消毒瓶,接口处保持无菌,防止继发细菌感染。如继发细菌感染需使用抗生素。

## 第五节 胆道感染

胆道感染是指胆囊和/或胆囊壁受到细菌的侵袭而发生炎症反应,胆汁中有细菌生长。胆道感染与胆石症互为因果关系。胆石症可引起胆道梗阻,梗阻可造成胆汁淤滞、细菌繁殖而致胆道感染;胆道反复感染又是胆石形成的致病因素和促发因素。胆道感染为常见疾病,按发病部位可分为胆囊炎和胆管炎。

一、胆囊炎

(一)疾病概述

1.概念

胆囊炎是指发生在胆囊的细菌性和/或化学性炎症。根据发病的缓急和病程的长短分为急性胆囊炎、慢性胆囊炎和慢性胆囊炎急性发作3类。约95%的急性胆囊炎患者合并胆囊结石,称为急性胆石性胆囊炎;未合并胆囊结石者,称为急性非结石性胆囊炎。胆囊炎的发病率很高,仅次于阑尾炎。年龄多见于35岁以后,以40~60岁为高峰。女性发病率约为男性的4倍,肥胖者多于其他体型者。

2.病因

(1)急性胆囊炎:外科常见急腹症,其发病率居于炎性急腹症的第二位,仅次于急性阑尾炎,女性居多。急性胆囊炎的病因复杂,胆囊结石和细菌感染是引发急性胆囊炎的两大重要因素,主要包括以下几点。①胆道阻塞:由于结石阻塞或嵌顿于胆囊管或胆囊颈,导致胆汁排出受阻,胆汁潴留,其中水分吸收而胆汁浓缩,胆汁中的胆汁酸刺激胆囊黏膜而引起水肿、炎症,甚至坏死。90%~95%的急性胆囊炎与胆石有关,在少数情况下,胰液从胰管和胆总管共同的腔道中反流,也可进入胆囊产生化学性刺激。结石亦可直接损伤受压部位的胆囊黏膜引起炎症。此外,胆囊颈或胆囊管腔的狭窄,或受到管外肿块的压迫也可以导致阻塞。胆管和胆囊颈结石嵌塞是引起急性胆囊炎重要的诱因。②细菌入侵:急性胆囊炎时胆囊胆汁的细菌培养阳性率可高达80%～90%,包括需氧菌与厌氧菌感染,其中大肠埃希菌最为常见。细菌多来源于胃肠道,致病菌通过胆道逆行、直接蔓延或经血液循环和淋巴途径入侵胆囊。结石压迫局部囊壁的静脉,使静脉回流受阻而淤血、出血,以至坏死而引起炎症。③化学性刺激:胆汁酸、逆流的胰液和溶血卵磷脂,对细胞膜有毒性作用和损伤作用。④病毒感染:乙肝病毒可以侵犯许多组织和器官,可以在胆管上皮中复制,对胆道系统有直接的侵害作用。⑤胆囊的血流灌注量不足:如休克和动脉硬化等,可引起胆囊黏膜的局灶性坏死。⑥其他:严重创伤、烧伤后、严重过敏、长期禁食或与胆囊无关的大手术等导致的内脏神经功能紊乱时发生急性胆囊炎。

(2)慢性胆囊炎:大多继发于急性胆囊炎,是急性胆囊炎反复发作的结果。有较多的病例直接由化学刺激引起。胆囊结石或有阻塞常伴有慢性胆囊炎,这些原因不去除,浓缩胆汁长期刺激可造成慢性炎症。结石和慢性胆囊炎的关系尤为密切,约95%的慢性胆囊炎有胆石存在和反复急性发作的病史。

3.病理生理

(1)急性胆囊炎。①急性结石性胆囊炎:当结石致胆囊管梗阻时,胆汁淤积,胆囊内压力升高,胆囊肿大、黏膜充血、水肿,渗出增多;镜下可见血管扩张和炎性细胞浸润,称为急性单纯性胆囊炎。若梗阻未解除或炎症未控制,病情继续发展,病变可累及胆囊壁的全层,胆囊壁充血、水肿加重,出现瘀斑或脓苔,部分黏膜坏死脱落,甚至浆膜液有纤维素和脓性渗出物;镜下可见组织中有广泛的中性粒细胞浸润,黏膜上皮脱落,即为急性化脓性胆囊炎;还可引起胆囊积脓。若梗阻仍未解除,胆囊内压力继续升高,胆囊壁张力增高,导致血液循环障碍时,胆囊组织除上述炎性改变外,整个胆囊呈片状缺血坏死;镜下见胆囊黏膜结构消失,血管内外充满红细胞,即为急性坏疽性胆囊炎。若胆囊炎症继续加重,积脓增多,胆囊内压力增高,在胆囊壁的缺血、坏死或溃疡处极易造成穿孔,会引起胆汁性腹膜炎,穿孔部位常在颈部和底部,如胆囊坏疽穿孔发生过程较慢,周围粘连包裹,则形成胆囊周围脓肿。②急性非结石性胆囊炎:病理过程与急性结石性胆囊炎基本相同,但急性非结石性胆囊炎更容易发生胆囊坏疽和穿孔,约75%的患者发生胆囊坏疽,15%的患者出现胆囊穿孔。

(2)慢性胆囊炎:是胆囊炎症和结石的反复刺激,胆囊壁炎性细胞浸润和纤维组织增生,胆囊壁增厚,可与周围组织粘连,甚至出现胆囊萎缩,失去收缩和浓缩胆汁的功能。可分为慢性结石性胆囊炎和慢性非结石性胆囊炎两大类,前者占本病的70%～80%,后者占20%～30%。

4.临床表现

(1)急性胆囊炎的临床表现有以下几点。

症状。①腹痛:多数患者有上腹部疼痛史,表现为右上腹阵发性绞痛,常在饱餐、进食油腻食物后或夜间发作,疼痛可放射至右肩及右肩胛下。②消化道症状:患者腹痛发作时常伴恶心、呕吐、厌食等消化道症状。③发热或中毒症状:根据胆囊炎症反应程度的不同,患者可出现不同程度的体温升高和脉搏加速。

体征。①腹部压痛:早期可有右上腹压痛或叩痛。胆囊化脓坏疽时可扪及肿大的胆囊,可有不同程度和不同范围的右上腹压痛,或右季肋部叩痛,墨菲(Murphy)征常为阳性,伴有不同程度的肌紧张,如胆囊张力大时更加明显。腹式呼吸可因疼痛而减弱,常显吸气性抑制。②黄疸:10%～25%的患者可出现轻度黄疸,多见于胆囊炎症反复发作合并Mirizzi综合征的患者。

(2)慢性胆囊炎:临床症状常不典型,主要表现为上腹部饱胀不适、厌食油腻和嗳气等消化不良的症状以及右上腹和肩背部隐痛。多数患者曾有典型的胆绞痛病史。体检可发现右上腹胆囊区压痛或不适感,Murphy征可呈弱阳性,如胆囊肿大,右上腹肋下可及光滑圆性肿块。在并发胆道急性感染时可有寒战、发热等。

5.辅助检查

(1)急性胆囊炎。①实验室检查:血常规检查可见血白细胞计数和中性粒细胞比例升高;部分患者可有血清胆红素、转氨酶、碱性磷酸酶和淀粉酶升高。②影像学检查:B超检查可显示胆囊肿大,胆囊壁增厚,大部分患者可见胆囊内有结石光团。$^{99m}$Tc-EHIDA检查,急性胆囊炎时胆囊常不显影,但不作为常规检查。

(2)慢性胆囊炎:B超检查是慢性胆囊炎首选的辅助检查方法,可显示胆囊增大,胆囊壁增厚,胆囊腔缩小或萎缩,排空功能减退或消失,并可探知有无结石。此外,CT、MRI、口服胆囊造影、腹部X线平片等也是重要的检查手段。

6.主要处理原则

主要为手术治疗,手术时机和手术方式取决于患者的病情。

(1)非手术治疗,如下所述。

适应证:诊断明确、病情较轻的急性胆囊炎患者;老年人或伴有严重心血管疾病不能耐受手术的患者。在非手术治疗的基础上积极治疗各种并发症,待患者一般情况好转后再考虑择期手术治疗。作为手术前准备的一部分。

常用的非手术治疗措施:主要包括禁饮食(和)或胃肠减压、纠正水、电解质和酸碱平衡紊乱、控制感染、使用消炎利胆及解痉止痛药物、全身支持、对症处理,还可以使用中药、针刺疗法等。在非手术治疗期间,若病情加重或出现胆囊坏疽、穿孔等并发症应及时进行手术治疗。

(2)手术治疗,如下所述。

急诊手术适应证:①发病在48～72小时以内者。②经非手术治疗无效且病情加重者。③合并胆囊穿孔、弥漫性腹膜炎、急性梗阻性化脓性胆管炎、急性坏死性胰腺炎等严重并发症者。④其余患者可根据具体情况择期手术。

手术方式。①胆囊切除术:根据病情选择开腹或腹腔镜行胆囊切除术。手术过程中遇到下列情况应同时做胆总管切开探查＋T管引流术。患者有黄疸史;胆总管内扪及结石或术前B超提示肝总管、胆总管结石;胆总管扩张,直径>1 cm者;胆总管内抽出脓性胆汁或有胆色素沉淀者;患者合并有慢性复发性胰腺炎者。②胆囊造口术:目的是减压和引流胆汁。主要用于年老体弱,合并严重心、肺、肾等内脏器官功能障碍不能耐受手术的患者,或局部炎症水肿、粘连严重导致局部解剖不清者。待病情稳定、局部炎症消退后再根据患者情况决定是否行择期手术治疗。

(二)护理评估

1.术前评估

(1)健康史及相关因素。①一般情况:患者的年龄、性别、职业、居住地及饮食习惯等。②发病的病因和诱因:腹痛的病因和诱因,腹痛发生的时间,是否与饱餐、进食油腻食物及夜间睡眠改变体位有关。③腹痛的性质:是否为突发性腹痛,疼痛的性质是绞痛、隐痛、阵发性或持续性疼痛,有无放射至右肩背部或右肩胛下等。④既往史:有无胆石症、胆囊炎、胆道蛔虫病史;有无胆道手术史;有无消化性溃疡及类似疼痛发作史;有无用药史、过敏史及腹部手术史。

(2)身体评估。①全身:患者有无寒战、发热、恶心、呕吐;有无面色苍白等贫血现象;有无黏膜和皮肤黄染等;有无体重减轻;有无意识及神经系统的其他改变等。②局部:腹痛的部位是位于右上腹还是剑突下,有无全腹疼痛;有无压痛、肌紧张及反跳痛;能否触及胆囊及胆囊肿大的程度,Murphy征是否阳性等。③辅助检查:血常规检查中白细胞计数及中性粒细胞比例是否升高;血清胆红素、转氨酶、碱性磷酸酶及淀粉酶有无升高;B超是否观察到胆囊增大或结石影;

$^{99m}Tc$-EHIDA检查胆囊是否显影;心、肺、肾等器官功能有无异常。

(3)心理-社会评估:了解患者及其家属在疾病治疗过程中的心理反应与需求,家庭及社会支持情况,心理承受程度及对治疗的期望等,引导患者正确配合疾病的治疗与护理。

2.术后评估

(1)手术中情况:了解手术的方式和手术范围,如是胆囊切除还是胆囊造口术,是开腹还是腹腔镜;术中有无行胆总管探查,术中出血量及输血、补液情况;有无留置引流管及其位置和目的。

(2)术后病情:术后生命体征及手术切口愈合情况;T管及其他引流管引流情况,包括引流液的量、颜色、性质等;对老年患者尤其要评估其呼吸及循环功能等状况。

(3)心理-社会评估:患者及其家属对术后和术后康复的认知和期望。

(三)主要护理诊断(问题)

(1)疼痛:与胆囊结石突然嵌顿、胆汁排空受阻致胆囊强烈收缩或继发胆囊感染、术后伤口疼痛有关。

(2)有体液不足的危险:与恶心、呕吐、不能进食和手术前后需要禁食有关。

(3)潜在并发症:胆囊穿孔、感染等。

(四)护理措施

1.减轻或控制疼痛

根据疼痛的程度,采取非药物或药物方法止痛。

(1)卧床休息:协助患者采取舒适体位,指导其有节律的深呼吸,达到放松和减轻疼痛的效果。

(2)合理饮食:病情较轻且决定采取非手术治疗的急性胆囊炎患者,指导其清淡饮食,忌食油腻食物;病情严重需急诊手术的患者予以禁食和胃肠减压,以减轻腹胀和腹痛。

(3)药物止痛:对诊断明确的剧烈疼痛者,可遵医嘱通过口服、注射等方式给予消炎利胆、解痉或止痛药,以缓解疼痛。

(4)控制感染:遵医嘱及时合理应用抗生素。通过控制胆囊炎症,减轻胆囊肿胀和胆囊压力达到减轻疼痛的效果。

2.维持体液平衡

对于禁食患者,根据医嘱经静脉补充足够的热量、氨基酸、维生素、水、电解质等,以维持水、电解质及酸碱平衡。对能进食、进食量不足者,指导和鼓励其进食高蛋白、高碳水化合物、高维生素和低脂饮食,以保持良好的营养状态。

3.并发症的预防和护理

(1)加强观察:严密观察患者的生命体征变化,了解腹痛的程度、性质、发作的时间、诱因及缓解的相关因素和腹部体征的变化。若腹痛进行性加重,且范围扩大,出现压痛、反跳痛、肌紧张等,同时伴有寒战、高热的症状,提示胆囊穿孔或病情加重。

(2)减轻胆囊内压力:遵医嘱应用敏感抗菌药,以有效控制感染,减轻炎性渗出,达到减少胆囊内压力、预防胆囊穿孔的目的。

(3)及时处理胆囊穿孔:一旦发生胆囊穿孔,应及时报告医师,并配合做好紧急手术的准备。

(五)护理评价

(1)患者腹痛得到缓解,能叙述自我缓解疼痛的方法。
(2)患者在禁食期间得到相应的体液补充。
(3)患者没有发生胆囊穿孔或能及时发现和处理已发生的胆囊穿孔。
(4)疾病愈合良好,无并发症发生。
(5)患者对疾病的心理压力得到及时的调适与干预。依从性较好,并对疾病的治疗和预防有一定的了解。

## 二、急性梗阻性化脓性胆管炎

(一)疾病概述

1.概念

急性梗阻性化脓性胆管炎又称急性重症胆管炎,是在胆道梗阻基础上并发的急性化脓性细菌感染,急性胆管炎和急性梗阻性化脓性胆管炎是同一疾病的不同发展阶段。

2.病因

(1)胆道梗阻:最常见的原因为胆道结石性梗阻。此外,胆道蛔虫、胆管狭窄、吻合口狭窄、胆管及壶腹部肿瘤等亦可引起胆道梗阻而导致急性化脓性炎症。胆道发生梗阻时,胆盐不能进入肠道,易造成细菌移位。

(2)细菌感染:胆道内细菌多来源于胃肠道,其感染途径可经十二指肠逆行进入胆道,或小肠炎症时,细菌经门静脉系统入肝到达胆道引起感染。可以是单一菌种感染,也可是两种以上的菌种感染。以大肠埃希菌、变形杆菌、克雷伯杆菌、铜绿假单胞菌等革兰阴性杆菌多见。近年来,厌氧菌及革兰阳性球菌在胆道感染中的比例有增高的趋势。

3.病理生理

急性梗阻性化脓性胆管炎的基本病理改变是胆管梗阻、肝实质及胆道系统胆汁淤滞和胆管内化脓性感染。胆管梗阻及随之而来的胆道感染造成梗阻以上胆管扩张、胆管壁黏膜肿胀,使梗阻进一步加重并趋向完全性;胆管内压力升高,胆管壁充血、水肿、炎性细胞浸润及溃疡形成,管腔内逐渐充满脓性胆汁或脓液,使胆管内压力继续升高,当胆管内压力超过 4.0 kPa(40 cmH$_2$O)时,肝细胞停止分泌胆汁,胆管内脓性胆汁及细菌逆流,引起肝内胆管及肝细胞化脓性感染;若感染进一步加重,可使肝细胞发生大片坏死;胆小管破溃后形成胆小管与肝动脉或门静脉瘘,可在肝内形成多发性脓肿及胆道出血;大量细菌和毒素还可经肝静脉进入人体循环引起全身化脓性感染和多器官功能损害,甚至引起全身脓毒血症或感染性休克,严重者可导致多器官功能障碍综合征(multiple organ dysfunction syndrome,MODS)或多器官功能衰竭。

4.临床表现

多数患者有胆道疾病史,部分患者有胆道手术史。本病发病急骤,病情进展迅速,除了具有急性胆管炎的 Charcot 三联症(腹痛、寒战高热、黄疸)外,还有休克及中枢神经系统受抑制的表现,即 Reynolds 五联征。

(1)症状。①腹痛:患者常表现为突发的剑突下或右上腹持续性疼痛,可阵发性加重,并向右肩胛下及腰背部放射。腹痛及其程度可因梗阻的部位不同而有差异。肝内梗阻者疼痛较轻,肝外梗阻时症状明显。②寒战、高热:体温持续升高达 39~40 ℃或更高,呈弛张热热型。③胃肠道症状:多数患者伴恶心、呕吐,黄疸。

(2)体征。①腹部压痛或腹膜刺激征:剑突下或右上腹部可有不同程度和不同范围的压痛或腹膜刺激征,可有肝大及肝区叩痛,可扪及肿大的胆囊。②黄疸:多数患者可出现不同程度的黄疸,若仅为一侧胆管梗阻可不出现黄疸。③神志改变:主要表现为神志淡漠、烦躁、谵妄或嗜睡、神志不清,甚至昏迷,病情严重者可在短期内出现感染性休克表现。④休克表现:呼吸急促、出冷汗、脉搏细速,可达 120 次/分钟以上,血压在短时间内迅速下降,可出现全身发绀或皮下瘀斑。

5.辅助检查

(1)实验室检查:血常规检查可见白细胞计数升高,可超过 $20×10^9$/L;中性粒细胞比例明显升高;细胞质内可出现中毒颗粒;凝血酶原时间延长;血生化检查可见肝功能损害、电解质紊乱和尿素氮增高等;血气分析检查可提示血氧分压降低和代谢性酸中毒的表现。尿常规检查可发现蛋白及颗粒管型。寒战时做血培养,多有细菌生长。

(2)影像学检查:B超是主要的辅助检查方法。B超检查可显示肝和胆囊肿大,胆囊壁增厚。肝、内外胆管扩张及胆管内结石光团伴声影。必要时可行CT、ERCP、MRCP、PTC等检查,以了解梗阻部位、程度、结石大小和数量等。

6.主要处理原则

紧急手术解除胆道梗阻并引流,尽早而有效降低胆管内压力,积极控制感染和抢救患者生命。

(1)非手术治疗:既是治疗手段又是手术前准备。在严密观察下进行,若非手术治疗期间症状不能缓解或病情进一步加重,则应紧急手术治疗。主要措施包括:①禁食、持续胃肠减压及解痉止痛。②抗休克治疗:建立通畅的静脉输液通道,加快补液扩容,恢复有效循环血量;及时应用肾上腺皮质激素,必要时使用血管活性药物;纠正水、电解质酸碱平衡紊乱。③抗感染治疗:联合应用足量、有效、广谱、并对肝、肾毒性小的抗菌药物。④其他:包括吸氧、降温、支持治疗等,以保护重要内脏器官功能。⑤引流:非手术方法进行胆管减压引流,如PTCD、经内镜鼻胆管引流术(endoscopic nasobiliary drainage,ENAD)等。

(2)手术治疗:主要目的是解除梗阻、胆道减压,挽救患者生命。手术力求简单而有效。多采用胆总管切开减压加T管引流术。术中注意肝内胆管是否引流通畅,以防形成多发性肝脓肿。若病情无改善,应及时手术治疗。

(二)护理评估

1.术前评估

(1)健康史及相关因素。①发病情况:是否为突然发病,有无表现为起病急、症状重、进展快的特点。②发病的病因和诱因:此次发病与饮食、活动的关系,有无肝内、外胆管结石或胆囊炎反复发作史,有无类似疼痛史等。③病情及其程度:是否表现为急性病容,有无神经精神症状,是否为短期内即出现感染性休克的表现。④既往史:有无胆道手术史,有无用药史、过敏史及腹部手术史。

(2)身体状况。①全身:生命体征(T、P、R、BP):患者是否在发病初期即出现畏寒发热,体温持续升高至39~40 ℃或更高;有无伴呼吸急促、出冷汗、脉搏细速及血压在短时间内迅速下降等;患者有无巩膜及皮肤黄染及黄染的程度;有无神志改变的表现,如神志淡漠、谵妄或嗜睡、神志不清甚至昏迷等;有无感染、中毒的表现,如全身皮肤湿冷、发绀和皮下瘀斑等。②局部:腹痛的部位、性质、程度及有无放射痛等;肝区有无压痛、叩击痛;腹膜刺激征是否为阳性;腹部有无不对称性肿大等。③辅助检查:血常规检查白细胞计数升高及中性粒细胞比例是否明显升高;细胞质内是否出现中毒颗粒;尿常规检查有无异常;凝血酶原时间有无延长;血生化检查是否提示肝功能损害、电解质紊乱、代谢性酸中毒及尿素氮增高等;血气分析检查是否提示血氧分压降低。B超及其他影像学检查是否提示肝和胆囊肿大,肝、内外胆管扩张和结石。心、肺、肾等器官功能有无异常。

(3)心理和社会支持状况:了解患者和家属对疾病的认知、家庭经济状况、心理承受程度及对治疗的期望。

2.术后评估

(1)手术中情况:了解术中胆总管探查及解除梗阻、胆道减压、胆汁引流情况;术中患者生命体征是否平稳;肝内、外胆管结石清除及引流情况;有无多发性肝脓肿及处理情况;各种引流管放置位置和目的等。

(2)术后病情:术后生命体征及手术切口愈合情况;T管及其他引流管引流情况等。

(3)心理-社会评估:患者及其家属对术后康复的认知和期望程度。

(三)主要护理诊断(问题)

(1)疼痛与胆道梗阻、胆管扩张及手术后伤口疼痛有关。

(2)体液不足与呕吐、禁食、胃肠减压及感染性休克有关。

(3)体温过高:与胆道梗阻并继发感染有关。

(4)低效性呼吸困难:与感染中毒有关。

(5)潜在并发症:胆道出血、胆瘘、多器官功能障碍或衰竭。

(四)护理措施

1.减轻或控制疼痛

根据疼痛的程度,采取非药物或药物方法止痛。

(1)卧床休息:协助患者采取舒适体位,指导其有节律的深呼吸,达到放松和减轻疼痛的效果。

(2)合理饮食:病情较轻且决定采取非手术治疗的急性胆囊炎患者,指导其清淡饮食,忌食油腻食物;病情严重需急诊手术的患者予以禁食和胃肠减压,以减轻腹胀和腹痛。

(3)解痉镇痛:对诊断明确的剧烈疼痛者,可遵医嘱通过口服、注射等方式给予消炎利胆、解痉或止痛药,以缓解疼痛。

(4)控制感染:遵医嘱及时合理应用抗生素。通过控制胆囊炎症,减轻胆囊肿胀和胆囊压力达到减轻疼痛的效果。

2.维持体液平衡

(1)加强观察:严密观察患者的生命体征和循环功能,如脉搏、血压、CVP和每小时尿量等,及时准确记录出入水量,为补液提供可靠依据。

(2)补液扩容:对于休克患者应迅速建立静脉输液通路,补液扩容,尽快恢复血容量。遵医嘱及时给予肾上腺皮质激素,必要时应用血管活性药物,以改善和保证组织器官的血流灌注及供氧。

(3)纠正水、电解质、酸碱平衡紊乱:根据病情、CVP、胃肠减压及每小时尿量等情况,确定补液的种类和输液量,合理安排输液的顺序和速度,维持水、电解质及酸碱平衡。

3.降低体温

(1)物理降温:温水擦浴、冰敷等物理方法。

(2)药物降温:在物理降温的基础上,根据病情遵医嘱通过口服、注射或其他途径给予药物降温。

(3)控制感染:遵医嘱联合应用足量有效的广谱抗生素,以有效控制感染,使体温恢复正常。

4.维持有效呼吸

(1)加强观察:密切观察患者的呼吸频率、节律和深浅度;动态监测血氧饱和度的变化,定期进行动脉血气分析检查,以了解患者的呼吸功能状况。若患者呼吸急促、血氧饱和度下降、氧分压降低,提示患者呼吸功能受损。

(2)采取合适体位:协助患者卧床休息,减少耗氧量。非休克患者取半卧位,使腹肌放松、膈肌下降,有助于改善呼吸和减轻疼痛。半卧位还可促使腹腔内炎性渗出物局限于盆腔,减轻中毒症状。休克患者应取头低足高位。

(3)禁食和胃肠减压:禁食可减少消化液的分泌,减轻腹部胀痛。通过胃肠减压,可吸出胃内容物,减少胃内积气和积液,从而达到减轻腹胀、避免膈肌抬高和改善呼吸功能的效果。

(4)解痉镇痛:对诊断明确的剧烈疼痛患者,可遵医嘱给予消炎利胆、解痉或止痛药,以缓解疼痛,利于平稳呼吸,尤其是腹式呼吸。

(5)吸入氧气:根据患者呼吸的频率、节律、深浅度及血气分析情况选择给氧的方式和确定氧气流量和浓度,如可通过鼻导管、面罩、呼吸机辅助等方法给氧,以维持患者正常的血氧饱和度及动脉血氧分压,改善缺氧症状,保证组织器官的氧气供给。

5.营养支持

(1)术前:不能进食或禁食及胃肠减压的患者,可从静脉补充能量、氨基酸、维生素、水、电解质等,以维持和改善营养状况。对凝血机制障碍的患者,遵医嘱给予维生素 $K_1$ 肌内注射。

(2)术后:在患者恢复进食前或进食量不足时,仍需从胃肠外途径补充营养素;当患者恢复进食后,应鼓励患者从清流饮食逐步转为进食高蛋白、高碳水化合物、高维生素和低脂饮食。

6.并发症的预防和护理

(1)加强观察:包括神志、生命体征、每小时尿量、腹部体征及引流液的量、颜色、性质,同时注意血常规、电解质、血气分析和心电图等检查结果的变化。若T管引流液呈血性,伴腹痛、发热等症状,应考虑胆道出血;若腹腔引流液呈黄绿色胆汁样,应警惕胆瘘的可能;若患者出现神志淡漠、黄疸加深、每小时尿量减少或无尿、肝、肾功能异常、血氧分压降低或代谢性酸中毒以及凝血酶原时间延长等,提示多器官功能障碍或衰竭,应及时报告医师,并协助处理。

(2)加强腹壁切口、引流管和T管护理。

(3)加强支持治疗:患者发生胆瘘时,在观察并准确记录引流液的量、颜色的基础上,遵医嘱补充水、电解质及维生素,以维持水、电解质平衡;鼓励患者进食高蛋白、高碳水化合物、高维生素和低脂易消化饮食,防止因胆汁丢失影响消化吸收而造成营养障碍。

(4)维护器官功能:一旦出现多器官功能障碍或衰竭的征象,应立即与医师联系,并配合医师采取相应的急救措施。

**(五)护理评价**

(1)患者及时得到补液,体液代谢维持平衡。

(2)患者感染得到有效控制,体温恢复正常。

(3)患者能维持有效呼吸,没有发生低氧血症或发生后得到及时发现和纠正。

(4)患者的营养状况得到改善或维持。

(5)患者没有发生胆道出血、胆瘘及多器官功能障碍或衰竭等并发症,或发生后得到及时发现和处理。

# 第六章 骨科疾病护理

## 第一节 脊髓损伤

脊髓损伤是脊柱骨折脱位最严重的并发症,发生率很高,常发生于颈椎下部和胸腰段。脊髓损伤的高危人群包括摩托车赛手、酗酒和吸毒者、跳水者和足球运动员、警察、司机和军事人员。

### 一、病理生理

#### (一)脊髓震荡

脊髓受到强烈震荡后而发生超限抑制,脊髓功能处于生理停滞状态。脊髓神经细胞结构正常,无形态学改变。

#### (二)不完全性脊髓损伤

伤后3小时,灰质内出血较少,白质无改变;伤后6~10小时,出血扩大,神经组织水肿,24~48小时以后逐渐消退。由于不完全脊髓损伤程度有轻重差别,轻者仅有中心小坏死灶,保留大部分神经纤维;重者脊髓中心可出现坏死软化灶,并由胶质或瘢痕代替,只保留小部分神经纤维。

#### (三)完全性脊髓损伤

伤后3小时脊髓灰质内多灶性出血,白质尚正常;伤后6小时灰质内出血增多,白质水肿;12小时后白质内出现出血灶,神经轴索开始退行性变,灰质内神经细胞退行性变坏死;24小时灰质中心出现坏死,白质中多处轴索退行性变;48小时灰质中心软化,白质退行性变。总之,完全性脊髓损伤,脊髓内的病变呈进行性加重,从中心出血至全脊髓出血,从中心坏死到大范围脊髓坏死,可长达

2～3 cm。晚期脊髓为胶质组织代替。

## 二、临床表现

### (一) 脊髓震荡

临床上表现为损伤平面以下感觉、运动及反射完全消失或大部分消失,一般经过数小时至数天,感觉和运动开始恢复,不留任何神经系统后遗症。

### (二) 不完全性脊髓损伤

损伤平面以下保留部分感觉和运动功能。包括以下4种类型。

**1. 前脊髓综合征**

颈脊髓前方受压严重,有时可引起脊髓前中央动脉闭塞,出现四肢瘫痪,下肢瘫痪重于上肢瘫痪,但下肢和会阴部仍保持位置觉和深感觉,有时还保留有浅感觉。此型损伤的预后最差。

**2. 后脊髓综合征**

脊髓受损平面以下运动功能和痛温觉、触觉存在,但深感觉全部或部分消失。

**3. 脊髓中央管周围综合征**

多数发生于颈椎过伸性损伤,表现为损伤平面以下的四肢瘫,上肢重于下肢,没有感觉分离。

**4. 脊髓半切综合征**

损伤平面以下同侧肢体的运动和深感觉消失,对侧肢体的痛觉和温觉消失。

### (三) 完全性脊髓损伤

脊髓实质完全性横贯性损害,损伤平面以下的最低位骶段感觉、运动功能完全丧失,包括肛门周围的感觉和肛门括约肌的收缩运动丧失,称为脊髓休克期。2～4周后逐渐演变为痉挛性瘫痪,表现为肌张力升高,腱反射亢进,并出现病理性锥体束征。胸段脊髓损伤表现为截瘫,颈段脊髓损伤表现为四肢瘫。

### (四) 脊髓圆锥损伤

第1腰椎骨折可造成脊髓圆锥损伤。表现为会阴部皮肤鞍状感觉缺失,括约肌功能丧失,大小便不能控制,性功能障碍。两下肢的感觉、运动正常。

### (五) 马尾神经损伤

第2腰椎以下骨折脱位可引起马尾神经损伤,表现为受伤平面以下弛缓性瘫痪,感觉和运动障碍,括约肌功能丧失,腱反射消失。

## 三、并发症

### (一)呼吸衰竭与呼吸道感染

这是脊髓损伤的严重并发症。人体有胸式呼吸与腹式呼吸两组肌肉。胸式呼吸由肋间神经支配的肋间肌管理,而腹式呼吸则来自膈肌的收缩。膈神经由 $C_{3\sim5}$ 组成, $C_4$ 是主要成分。颈髓损伤后,肋间肌完全麻痹,因此伤者能否生存,很大程度上取决于腹式呼吸是否存在。$C_{1,2}$ 的损伤往往是伤者在现场已死亡,$C_{3,4}$ 的损伤由于影响到膈神经的中枢,也常为早期因呼吸衰竭而死亡,即使是 $C_{4,5}$ 以下的损伤,也会因伤后脊髓水肿的蔓延,波及中枢而产生呼吸功能障碍,只有下颈椎损伤才能保住腹式呼吸。由于呼吸肌力量不足,呼吸非常费力,使呼吸道的阻力相应增加,呼吸道的分泌物不易排出,久卧者又容易产生坠积性肺炎。一般在 1 周内便可发生呼吸道感染,吸烟者更是提前发生,其结果是伤者因呼吸道感染难以控制或痰液堵塞气管窒息而死亡。

### (二)泌尿生殖道的感染与结石

由于括约肌功能的丧失,伤员因尿潴留而需长期留置导尿管,容易发生泌尿系统的感染与结石,男性患者还会发生副睾丸炎。

### (三)压疮

截瘫患者长期卧床,皮肤感觉丧失,骨隆突部位的皮肤长时间受压于床褥与骨隆突之间而发生神经营养性改变,皮肤出现坏死,形成压疮。压疮最常发生的部位为骶部、股骨大转子、髂嵴和足跟等处。

### (四)体温失调

颈脊髓损伤后,自主神经系统功能紊乱,受伤平面以下皮肤不能出汗,对气温的变化丧失了调节和适应能力,常易产生高热,可达 40 ℃以上。

## 四、辅助检查

X 线平片和计算机体层显像检查为脊髓损伤最常规的影像学检查手段,可发现损伤部位的脊柱骨折或脱位。磁共振成像检查可观察到脊髓损害变化。磁共振成像不仅可了解脊髓受压程度,还可观察脊髓信号强度、脊髓信号改变的范围和脊髓萎缩情况等。

## 五、治疗要点

### (一)非手术治疗

伤后 6 小时内是关键时期,24 小时为急性期,应抓紧时机尽早治疗。

**1. 保持气道通畅和有效通气**

必要时行气管插管或切开,机械辅助呼吸。

**2. 输液或输血**

建立静脉通道,输液或输血,保持有效循环血量。

**3. 药物治疗**

甲泼尼龙冲击疗法,减轻脊髓水肿和继发性损伤。

**4. 留置导尿管**

防止膀胱过度膨胀或破裂。

**5. 胃肠减压**

有麻痹性肠梗阻的患者,可留置胃管并行胃肠减压。

**6. 固定和局部制动**

颈椎骨折和脱位较轻者,用枕颌吊带卧位牵引复位;明显压缩移位者,做持续颅骨牵引复位。牵引重量3～5 kg,复位后用头颈胸石膏固定3个月,保持中立位或仰伸位,可用沙袋固定颈部,防止颈部侧旋。胸腰椎复位后用石膏背心、腰围或支具固定。胸腰椎骨折和脱位,单纯压缩骨折椎体压缩不超过1/3,可仰卧于木板床,在骨折部位加枕垫,使脊柱过伸。

### (二)手术治疗

目的在于尽早解除对脊髓的压迫和稳定脊柱。手术方式和途径需视骨折的类型和受压部位而定。手术指征:①脊柱骨折、脱位有关节交锁者。②脊柱骨折复位后不满意或仍有不稳定因素存在者。③影像显示有碎骨片突至椎管内压迫脊髓者。④截瘫平面不断上升,提示椎管内有活动性出血者。

## 六、护理措施

### (一)保持有效的气体交换,防止呼吸骤停

**1. 加强观察和保持气道通畅**

脊髓损伤的48小时内因脊髓水肿可造成呼吸抑制。需密切观察患者的呼吸情况,做好抢救准备。无自主呼吸或呼吸微弱的患者,应立即行气管插管或气管切开,用呼吸机维持呼吸。

**2. 吸氧**

给予氧气吸入,根据血气分析结果调整给氧浓度和持续时间,改善机体的乏氧状态。

## 3.减轻脊髓水肿

根据医嘱应用地塞米松等激素治疗,以减轻脊髓水肿。

## 4.加强呼吸道管理

预防因气道分泌物阻塞而并发坠积性肺炎及肺不张。

(1)翻身叩背:每2小时帮助患者翻身、叩背1次,促进痰液的松动与排出。

(2)辅助咳嗽排痰:指导患者做深呼吸和用力咳嗽,促进肺膨胀和排痰。患者咳嗽排痰困难时应辅助患者咳嗽排痰:护士将两手放在患者上腹部两侧肋缘下,嘱患者深吸气,在其呼气时向上推,以加强膈肌向上反弹的力量,促使咳嗽及排痰。

(3)吸痰:患者不能自行咳嗽或排痰或有肺不张时,用吸痰管插入气管吸出分泌物,必要时协助医师通过气管镜吸痰。

(4)雾化吸入:根据医嘱进行雾化吸入以促进分泌物的稀释和排出。

## 5.深呼吸锻炼

指导患者练习深呼吸,防止呼吸活动受限引起的肺部并发症。每2～4小时用呼吸训练器进行呼吸锻炼1次。

## 6.气管插管或切开护理

(1)保持气道通畅:及时吸出气道内的分泌物,定期消毒更换内管和检查气囊。

(2)妥善固定气管插管或套管:经常检查气管插管或套管有无滑出。

(3)避免气道干燥:导气管口用双层湿纱布覆盖,定时做湿化护理。

### (二)维持正常体温

颈髓损伤者对环境温度的变化丧失调节和适应能力,常产生高热或低热,可达40℃以上或35℃以下。

## 1.降低体温

对高热患者,使用物理方法降温,如乙醇或温水擦浴,冰袋,冰水灌肠等;同时调节室温勿过高,在夏季采取通风和降温措施。

## 2.保暖

对低温及采用物理降温措施的患者,注意保暖并避免烫伤。

### (三)尿潴留患者的护理

## 1.留置或间歇导尿

观察膀胱有无涨满,防止尿液逆流或膀胱破裂。截瘫早期可给予留置导尿管,持续引流尿液并记录尿量,2～3周后改为定时开放,每4～6小时开放1次,以预防泌尿系统感染和膀胱萎缩。也可白天每4小时导尿1次,晚间每6小时1次。

2. 人工排尿

3周后拔出留置尿管,进行人工排尿。方法为当膀胱胀满时,操作者用右手由外向内按摩患者的下腹部,待膀胱缩成球状,紧按膀胱底向前下方挤压,在膀胱排尿后用左手按在右手背上加压,待尿不再流出时,可松手再加压1次,将尿排尽。同时训练膀胱的反射排尿动作或自律性收缩功能。注意不可用力过猛,防止膀胱破裂。

3. 预防泌尿道感染

(1) 鼓励患者多饮水:每天2 000～4 000 mL,以稀释尿液,预防泌尿道感染和结石。准确记录24小时液体出入量,以评价液体平衡。

(2) 定期做尿培养:每周做1次尿培养,以及时发现感染。

(3) 会阴部和膀胱护理:每天冲洗膀胱1～2次,以冲出膀胱内积存的沉渣。每天清洁会阴部2～4次,每周更换1次导尿管。

(4) 应用抗生素:患者一旦发生感染,按医嘱应用抗生素。

**(四) 预防便秘**

脊髓损伤后72小时内患者易发生麻痹性肠梗阻或腹胀。①观察:观察患者有无腹胀、肠鸣音降低或丧失等麻痹性肠梗阻的表现。由于胃肠动力降低,患者可出现便秘、粪块嵌塞及大便失禁,故还应观察患者每天大便的性状、量、颜色和排便时间。②饮食:鼓励患者多食富含膳食纤维的食物,新鲜的水果和蔬菜,多饮水,以利大便通畅。③训练排便:指导或协助患者在餐后30分钟做腹部按摩,从右到左,沿结肠走行的方向,以刺激肠蠕动。④药物通便:顽固性便秘的患者,可根据医嘱给予灌肠或缓泻剂。

**(五) 心理护理**

由于脊柱和脊髓损伤,患者常出现紧张、焦虑、恐惧、多疑、担忧和绝望等心理改变,缺乏自信心。护士应帮助患者掌握正确的应对机制,提高患者的自我保护能力和发挥最大的潜能。可让患者和家属参与护理计划的制订,重要的是家庭成员和医务人员相信并认真倾听患者诉说。帮助患者建立有效的支持系统,包括家庭成员、亲属、朋友、医务人员和同事等。

**(六) 皮肤护理**

加强皮肤护理,保持皮肤完整性。

### (七)健康指导

(1)患者出院后须继续康复锻炼,并预防并发症的发生。

(2)指导患者练习床上坐起、上下床和行走方法,练习使用轮椅、助行器等。

(3)指导患者及家属应用清洁导尿术进行间歇导尿,预防长期导尿而引起泌尿道感染。

(4)告知患者需定期复查,进行理疗有助于刺激肌收缩和功能恢复。

## 第二节 骨盆骨折

骨盆骨折多由直接暴力挤压骨盆所致。骨盆边缘有许多肌肉和韧带附着。特别是韧带结构对维护骨盆起着重要作用,在骨盆底部,更有坚强的骶结节韧带和骶棘韧带。骨盆保护着盆腔内脏器,骨盆骨折后对盆腔内脏器也会产生重度损伤。

### 一、分类

#### (一)按骨折部位分类

**1. 骨盆边缘撕脱性骨折**

由肌肉猛烈收缩造成的骨盆边缘肌附着点撕脱性骨折,骨盆环不受影响。常见有髂前上棘撕脱骨折、髂前下棘撕脱骨折和坐骨结节撕脱骨折(图6-1)。

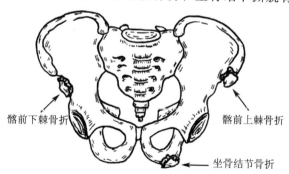

图 6-1 髂前上、下棘或坐骨结节撕脱骨折

**2. 骶尾骨骨折**

骶尾骨骨折包括骶骨骨折和尾骨骨折。

**3. 髂骨翼骨折**

髂骨翼骨折多为侧方挤压暴力所致,移位不明显,可为粉碎性,不影响骨盆环。

**4. 骨盆环骨折**

骨盆环骨折多为双处骨折。包括双侧耻骨上、下支骨折;一侧耻骨上、下支骨折合并耻骨联合分离;耻骨上、下支骨折合并骶髂关节分离;耻骨上、下支骨折合并髂骨骨折;髂骨骨折合并骶髂关节脱位;耻骨联合分离合并骶髂关节脱位。

### (二)按暴力的方向分类

**1. 侧方挤压损伤**

侧方挤压力量使骨盆的前后结构及骨盆底部韧带发生一系列损伤,约占骨盆骨折的38.2%。

**2. 前后挤压损伤**

前后挤压损伤约占52.4%,通常是由来自前方的暴力造成的。

**3. 垂直剪力损伤**

垂直剪力损伤约占5.8%,通常为高处坠落伤。前方的耻骨联合分离或耻骨支垂直骨折,骶结节和骶棘韧带都断裂,后方的骶髂关节完全脱位,一般还带骶骨或髂骨的骨折块,半个骨盆可以向前上方或后上方移位。

**4. 混合暴力损伤**

混合暴力损伤约占3.6%,通常是混合性骨折。

## 二、临床表现

### (一)休克

严重骨盆骨折伴大量出血时,常合并休克。

### (二)局部肿胀

压痛、畸形,骨盆反常活动,会阴部瘀斑,肢体长度不对称。

### (三)骨盆分离试验和骨盆挤压试验阳性

检查者双手交叉撑开患者的两髂嵴,使两骶髂关节的关节面更紧贴,而骨折的骨盆前环产生分离,如出现疼痛即为骨盆分离试验阳性。双手挤压患者的两髂嵴,伤处仍出现疼痛为骨盆挤压试验阳性(图6-2)。

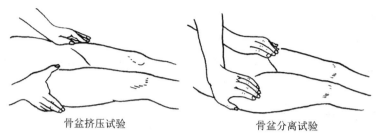

图 6-2 骨盆挤压试验与分离试验

### (四)并发症

**1.腹膜后血肿**

骨盆各骨主要为松质骨,邻近又有许多动脉、静脉丛,血液供应丰富。巨大血肿可沿腹膜后疏松结缔组织间隙蔓延至肠系膜根部、肾区与膈下,还可向前至侧腹壁。

**2.盆腔内脏器损伤**

盆腔内脏器损伤包括膀胱、后尿道与直肠损伤,尿道的损伤远比膀胱损伤多见。耻骨支骨折移位容易引起尿道损伤、会阴部撕裂,可造成直肠损伤或阴道壁撕裂。直肠破裂如发生在腹膜反折以上可引起弥漫性腹膜炎;如在反折以下,则可导致直肠周围感染。

**3.神经损伤**

神经损伤主要是腰骶神经丛与坐骨神经损伤。腰骶神经丛损伤大部分为节前性撕脱,预后差;骶神经损伤会导致括约肌功能障碍。

**4.脂肪栓塞与静脉栓塞**

盆腔内静脉丛破裂可引起脂肪栓塞,其发生率可高达35%~50%。

## 三、辅助检查

X线检查可显示骨折类型及骨折块移位情况,但骶髂关节情况以计算机体层显像更为清晰。计算机体层显像的三维重建可以更立体直观地显示骨折类型和移位的方向。

## 四、处理原则

首先处理休克和各种危及生命的并发症,再处理骨折。

### (一)非手术治疗

**1.卧床休息**

骨盆边缘骨折,骶尾骨骨折应根据损伤程度卧硬板床休息3~4周,以保持骨盆的稳定。

2.复位与固定

不稳定性骨折可用骨盆兜悬吊牵引,髋人字石膏,骨牵引等方法达到复位与固定的目的。

(二)手术治疗

1.骨外固定架固定术

适用于骨盆环双处骨折患者。

2.切开复位钢板内固定术

适用于骨盆环两处以上骨折患者,以保持骨盆的稳定。

### 五、护理措施

(一)补充血容量和维持正常的组织灌注

(1)观察生命体征:骨盆骨折常合并静脉丛及动脉出血,出现低血容量性休克。应注意观察患者的意识、脉搏、血压和尿量,及时发现和处理血容量不足。

(2)建立静脉通路:及时按医嘱输血和补液,纠正血容量不足。

(3)及时止血和处理腹腔内脏器官损伤:若经抗休克治疗和护理仍不能维持血压,应及时通知医师,并协助做好手术准备。

(二)骨盆兜带悬吊牵引的护理

骨盆兜带一般用厚帆布制成,其宽度上抵髂骨翼,下达股骨大转子,依靠骨盆挤压合拢的力量,使耻骨联合分离复位。选择宽度适宜的骨盆兜带,悬吊重量以将臀部抬离床面为宜,不要随意移动,保持兜带平整,排便时避免污染兜带。

(三)保持排尿

(1)病情观察:注意患者有无排尿困难、尿量及色泽;有无腹胀和便秘。

(2)排尿护理:对于尿道损伤致排尿困难者,予以导尿或留置导尿,并加强尿道口和导尿管的护理,保持导尿管通畅。

(3)鼓励患者多食富含膳食纤维的食物、多进食新鲜水果和蔬菜,多饮水,以利大便通畅。

(四)皮肤护理

(1)保持个人卫生清洁:注意卧床患者的皮肤护理,保持皮肤清洁和床单平整干燥,防止发生压疮。

(2)协助患者更换体位,骨折愈合后方可向患侧卧位。

## (五)健康指导

卧床期间,髂前上、下棘撕脱骨折可取髋、膝屈曲位;坐骨结节撕脱骨折者应取大腿伸直、外旋位;骶尾骨骨折者可在骶部垫气圈或软垫。骨折愈合后才可患侧卧位。行牵引的患者需12周以后才能负重,长期卧床的患者需练习深呼吸,进行肢体肌肉的等长舒缩锻炼。帮助患者活动上、下关节,允许患者下床后,可使用助行器和拐杖,以使上下肢共同分担体重。

# 第三节 关节脱位

关节脱位(俗称脱臼)指骨与骨之间相对关节面失去正常的对合关系。失去部分正常对合关系的称半脱位。多见于青壮年和儿童。上肢关节脱位多于下肢关节脱位。常见脱位的关节有肩关节、肘关节,髋关节次之。

## 一、病因

### (一)创伤

创伤多发生于青壮年,主要由外来暴力间接作用于正常关节引起,是导致关节脱位最常见的原因。

### (二)先天性关节发育不良

因胚胎发育异常而致关节先天性发育不良,出生后即发生脱位且逐渐加重。

### (三)病理改变

关节结构发生病变,骨端遭到破坏,不能维持关节面的正常对合关系。

### (四)习惯性脱位

创伤性脱位后,关节囊及韧带松弛或在骨附着处被撕脱,使关节结构不稳定,轻微外力即可导致反复多次再脱位,多次复发,形成习惯性脱位,如习惯性肩关节脱位、习惯性颞下颌关节脱位。

## 二、分类

### (一)按脱位程度

按脱位程度分为全脱位与半脱位。前者指关节面对合关系完全丧失,后者指关节面对合关系部分丧失。

### (二)按脱位发生的时间

按脱位发生的时间分为新鲜脱位与陈旧性脱位。脱位时间未超过2周称为新鲜脱位;脱位时间超过2周称为陈旧性脱位。

### (三)按脱位后关节腔与外界是否相通

按脱位后关节腔与外界是否相通分为闭合性脱位与开放性脱位。闭合性脱位患者局部皮肤完好,脱位处不与外界相通;开放性脱位者脱位关节腔与外界相通。

## 三、临床表现

### (一)一般表现

疼痛和压痛,局部肿胀,瘀斑,功能障碍。

### (二)特有体征

(1)畸形:关节脱位处明显畸形,患肢可出现旋转、内收或外展、变长或缩短等畸形,与健侧不对称。关节的正常骨性标志发生改变。

(2)弹性固定:关节脱位后,由于关节囊周围韧带及肌肉的牵拉,使患肢固定于异常位置,被动活动时感到弹性阻力。

(3)脱位后可触到空虚的关节盂,移位的骨端可在邻近异常位置触及,但肿胀严重时常难以触知。

## 四、辅助检查

X线检查可明确诊断。关节正侧位片可确定有无脱位及脱位的类型、程度,有无合并骨折等,以防止漏诊或误诊。

## 五、处理原则

### (一)复位

复位以手法复位为主,时间越早越好。对于合并关节内骨折、经手法复位失败、有软组织嵌入、手法难以复位,以及陈旧性脱位经手法复位失败者可行手术复位。

### (二)固定

复位后将关节固定于稳定位置2~3周,使损伤的关节囊、韧带、肌肉等组织得以修复愈合。

### (三)功能锻炼

在固定期间要经常进行关节周围肌和患肢其他关节的活动,防止肌肉萎缩和关节僵硬。

## 六、护理措施

### (一)体位

抬高患肢并保持患肢与关节的功能位,以利静脉回流,减轻肿胀。

### (二)缓解疼痛

(1)局部冷热敷:受伤 24 小时内局部冷敷,达到消肿镇痛目的;受伤 24 小时后,局部热敷以减轻肌肉痉挛引起的疼痛。

(2)避免加重疼痛的因素:移动患者时,应帮助患者托扶固定患肢,动作轻柔,避免因活动患肢加重疼痛。

(3)指导患者及其家属应用心理暗示、转移注意力或松弛疗法等缓解疼痛,必要时遵医嘱应用镇痛剂,以促进患者的舒适与睡眠。

### (三)病情观察

移位的骨端可压迫邻近血管和神经,引起患肢缺血和感觉、运动障碍。

(1)定时检查患肢末端的血液循环状况,若发现患肢苍白、发冷、动脉搏动消失,应及时通知医师并配合处理。

(2)动态观察患肢的感觉和运动情况,以了解神经损伤的程度和恢复情况。

### (四)保持皮肤的完整性

使用牵引或石膏固定的患者,应注意观察皮肤的色泽和温度,避免因固定物压迫而损伤皮肤。对髋关节脱位后较长时间卧床的患者,应注意预防压疮的发生。

### (五)健康指导

指导并使患者能够自觉地按计划进行正确的功能锻炼,减少盲目性。进行功能锻炼时,应注意以患者主动锻炼为主,切忌用被动手法,强力拉伸关节,以防加重关节损伤。习惯性脱位应避免发生再脱位的原因,强调保持有效固定和严格遵医嘱坚持功能锻炼,以避免复发。

# 第四节 骨与关节感染

## 一、化脓性骨髓炎

化脓性骨髓炎是指骨膜、骨松质、骨密质和骨髓组织由化脓菌感染引起的炎症。本病感染途径有以下3种。①血源性感染：身体其他部位化脓性病灶中的细菌，经血液循环播散至骨组织，如上呼吸道感染、胆囊炎、毛囊炎等，称为血源性骨髓炎。②创伤后感染：骨组织创伤，如开放性骨折直接污染，或骨折手术后出现的骨感染，称为创伤后骨髓炎。③邻近感染灶：邻近软组织感染直接蔓延至骨骼，如脓性指头炎蔓延引起指骨骨髓炎，小腿溃疡引起胫骨骨髓炎等，称为外来性骨髓炎。

化脓性骨髓炎按病程发展还可分为急性和慢性骨髓炎。急性骨髓炎反复发作，病程超过10天即进入慢性骨髓炎阶段。两者没有明显时间界限，一般认为死骨形成是慢性骨髓炎的标志，死骨出现约需6周。

### (一)病因

最常见的致病菌是溶血性金黄色葡萄球菌，其次为β溶血性链球菌，其他细菌有流感嗜血杆菌、大肠埃希菌、产气荚膜杆菌、肺炎链球菌和白色葡萄球菌等。

本病的致病菌是经过血源性播散，先有身体其他部位的感染性病灶，一般位于皮下或黏膜处，如疖、痈、扁桃体炎和中耳炎等。原发病灶处理不当或机体抵抗力下降时，细菌进入血液循环而发生菌血症或脓毒血症。菌栓进入骨营养动脉后往往受阻于长骨干骺端的毛细血管内，原因是该处血管弯曲成为血管襻，血流丰富而流动缓慢，易使细菌沉积。因此，儿童长骨干骺端为好发部位(图6-3)。

发病前往往有外伤病史。可能外伤后因组织创伤、出血而易于发病，外伤可能是本病的诱因。

### (二)病理

本病的病理变化为骨破坏与死骨形成，后期有新生骨，成为骨性包壳(图6-4)。

大量的菌栓阻塞于骨端小血管，使骨组织坏死，形成局限性骨脓肿并不断扩大。脓腔内高压的脓液向压力低的方向蔓延：①向骨干髓腔蔓延。②沿中央管和穿通管蔓延,引起骨密质感染。③穿破骨密质外层骨板蔓延至骨膜下间隙,将骨膜掀起形成骨膜下脓肿,或穿破干骺端的骨密质,再经骨小管进入骨髓腔并随之蔓延,破坏骨髓组织、松质骨和内层密质骨的血液供应,造成大片骨坏死。④脓液也可穿破骨膜沿筋膜间隙流注而成为深部脓肿。⑤若穿破皮肤,脓液排出体外,则形成窦道。⑥若干骺端位于关节内,脓液也可进入关节腔而引起化脓性关节炎。

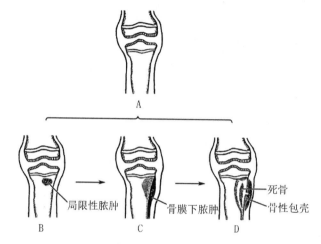

图 6-3 长骨干骺端为急性血源性骨髓炎好发部位

A.正常;B.局限性脓肿;C.脓液穿入骨膜下形成骨膜下脓肿;D.骨膜下脓肿逐渐增大,压力增高穿破骨膜流入软组织,并有死骨形成

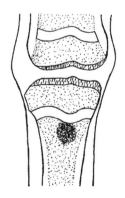

图 6-4 急性血源性骨髓炎病理变化过程

(三)临床表现

1.全身中毒症状

发病急骤,早期即出现寒战、高热等症状,小儿可有烦躁不安、呕吐或惊厥

等,重者有昏迷或感染性休克。

2.局部症状

早期为患处疼痛,患肢半屈曲状,周围肌痉挛,因疼痛抗拒主动与被动运动。局部有皮温升高,有局限性压痛,肿胀并不明显。当骨膜下脓肿形成时,疼痛剧烈;当穿破骨膜形成软组织深部脓肿时,疼痛反而减轻,但局部红、肿、热更明显;脓液穿破皮肤,可形成窦道;合并化脓性关节炎时有关节积液和关节红肿等。若整个骨干都存在骨破坏,有发生病理性骨折的可能。

自然病程可持续3~4周。脓肿穿破皮肤后,疼痛即刻缓解,体温逐渐下降,形成窦道,病变转入慢性阶段。

(四)辅助检查

1.实验室检查

血白细胞计数增多,中性粒细胞比例增加。红细胞沉降率加快,C反应蛋白升高。患者高热或应用抗生素之前抽血培养,可获得阳性致病菌。

2.影像学检查

(1)X线:无早期诊断价值,2~3周后可见骨破坏、骨膜反应及新骨形成。少数患者伴病理性骨折。

(2)计算机体层显像、磁共振成像:计算机体层显像可发现骨膜下脓肿。磁共振成像有助于早期发现骨组织炎性反应。

(3)放射性核素骨扫描:发病48小时内可发现感染灶核素浓聚,有助于早期诊断。

(4)局部脓肿分层穿刺:在肿胀和压痛最明显部位穿刺,先穿入软组织内抽吸,若无脓液,则逐层深入抽吸,不可一次穿入骨内,以免将单纯软组织脓肿的细菌带入骨内。抽出脓液、浑浊液或血性液时应及时送检。若涂片中发现脓细胞或细菌即可确诊,同时可作细菌培养和药物敏感试验。

(五)处理原则

本病处理的关键是早期诊断与治疗。尽快控制感染,防止炎症扩散,及时切开减压引流脓液,防止死骨形成及演变为慢性骨髓炎。

1.非手术治疗

(1)全身支持治疗:①补液,维持水、电解质和酸碱平衡;②高热期予以降温;③营养支持,增加蛋白质和维生素摄入量,经口摄入不足时,经静脉途径补充;④必要时少量多次输新鲜血、血浆或球蛋白,以增强患者抵抗力。

(2)抗感染治疗：早期联合足量抗生素治疗。发病3～5天内抗生素治疗可控制感染。一般选择半合成青霉素或头孢菌素类与氨基糖苷类抗生素联合应用，然后根据细菌培养和药物敏感试验结果，调整为敏感抗生素，并持续应用3周，直至体温正常，局部红、肿、热、痛等症状消失；另外在停抗生素前，红细胞沉降率和C反应蛋白水平必须正常或明显下降。

(3)局部制动：患肢用皮牵引或石膏托固定于功能位，以利于炎症消散和减轻疼痛，同时也可防止关节挛缩畸形和病理性骨折。

2.手术治疗

手术目的在于引流脓液、减少或减轻脓毒血症症状，防止急性骨髓炎转变为慢性骨髓炎。若经非手术治疗2～3天炎症仍未得到控制，应尽早手术治疗。手术有钻孔引流术或开窗减压术两种(图6-5)。

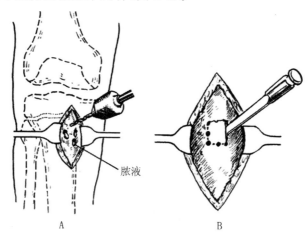

图6-5　胫骨近端干骺端钻孔术及开窗减压术
A.胫骨近端干骺端钻孔术；B.开窗减压术

(六)护理措施

1.术前护理

(1)维持体温在正常范围：①休息；②物理降温，必要时给予药物降温；③合理使用抗生素控制感染。

(2)缓解疼痛：①患肢制动于功能位并抬高，促进回流，防止关节畸形和病理性骨折；②转移患者的注意力；③遵医嘱给予镇痛药物。

2.术后护理

(1)保持有效引流。

1)妥善固定引流装置：拧紧各连接接头防止松动。翻身时注意安置管道，以防脱出。躁动患者适当约束四肢,以防自行拔出引流管。

2)保持引流通畅:①观察引流液的量、颜色和性状,保持液体出入量的平衡;②保持引流管与一次性负压引流袋或负压引流瓶紧密相连,并处于负压状态,以保持引流通畅;③冲洗管的输液瓶高于伤口60~70 cm,引流袋或引流瓶位置应低于伤口50 cm,以利引流;④根据冲洗后引流液的颜色和清亮程度调节灌注速度。一般钻孔或开窗引流术后24小时内连续快速灌洗,以后每两小时快速冲洗1次;引流液颜色变淡时逐渐减少冲洗液的量,维持冲洗直至引流液清亮为止。若出现滴入不畅或引流液突然减少,应检查是否有血凝块堵塞或管道受压扭曲,并及时处理,以保证引流通畅。引流管一般留置3周或体温下降、引流液经连续三次细菌培养均为阴性即可拔除引流管。

(2)功能锻炼:为防止长期制动导致肌萎缩或减轻关节内粘连,急性期患者可做患肢骨骼肌的等长收缩和舒张运动;待炎症消退后,关节未明显破坏者可进行关节功能锻炼。

## 二、骨与关节结核

### (一)病因

病原菌主要是人型结核分枝杆菌。人感染结核分枝杆菌后,结核分枝杆菌由原发病灶经血液循环到达骨与关节部位,不一定会立刻发病。当机体抵抗力降低,如有外伤、营养不良、过度劳累等诱发因素时,可以促使潜伏的结核分枝杆菌活跃起来而出现临床症状,如果机体抵抗力强,潜伏的结核分枝杆菌可被抑制甚至消灭。

### (二)病理

病变仅限于骨组织时为单纯骨结核,侵及滑膜组织时为单纯滑膜结核。此时若机体抵抗力强,治疗及时正确,关节功能可完全或大部分保存。若单纯性结核进一步发展,可破坏关节软骨,使关节的各部分同时受累,成为全关节结核。晚期会后遗各种关节功能障碍,患者可发生病理性骨折或脱位。

### (三)临床表现

1.症状

(1)全身症状:患者可有低热、乏力、盗汗、消瘦、食欲缺乏、体重减轻和贫血等全身中毒症状。一般多见于儿童。

(2)局部症状:发病初期起病缓慢,疼痛不明显,逐渐转为持续性疼痛。单纯性骨结核髓腔内压力升高,脓液聚集过多及脓液破入关节腔使疼痛剧烈。疼痛可放射至其他部位,儿童常有夜啼。

2.体征

(1)关节积液与畸形。

(2)脓肿与窦道:若病变关节骨质破坏,病灶部位积聚大量脓液、结核性肉芽组织、死骨和干酪样坏死物质,易形成脓肿;由于缺乏红、热、压痛等急性炎症表现,被称为寒性脓肿或冷脓肿。脓肿向体表破溃,形成窦道,流出米汤样脓液。脓肿与内脏器官相通,可形成内瘘。寒性脓肿合并混合感染时,可出现急性炎症反应。

**(四)辅助检查**

1.实验室检查

常有轻度贫血,白细胞数正常或稍升高,红细胞沉降率在结核活动期明显增快,是检测病变是否静止和有无复发的重要指标。C反应蛋白升高。脓液结核菌培养阳性率为70%。必要时做活体组织病理学检查。

2.影像学检查

X线检查、计算机体层显像和磁共振成像检查有助于诊断。

**(五)处理原则**

骨与关节结核是全身结核感染的局部表现,治疗应兼顾整体与局部,采用综合治疗方法,才能提高疗效。

1.非手术治疗

(1)全身支持疗法:注意充分休息和改善营养,保证新鲜空气和适当的阳光,以增强机体抵抗力。贫血严重者,可给予少量多次输血。混合感染者,应根据细菌培养及药物敏感试验结果应用抗生素。

(2)抗结核治疗:遵循早期、联合、适量、规律和全程应用的原则,以增强药效,降低细菌的耐药性。

(3)局部制动:根据病变部位和病情轻重使用夹板、石膏绷带和牵引等方法使病变关节制动,以保持关节于功能位,防止病理性骨折,预防并矫正患肢畸形。

(4)局部注射:适用于早期单纯滑膜结核。局部注射抗结核药物,可使局部药物浓度升高,增强杀菌效果,减少全身反应。对于寒性脓肿,应避免反复穿刺抽脓和注入抗结核药物,因可诱发混合性感染和窦道的产生。

2.手术治疗

在全身支持疗法和抗结核药物的控制下,及时进行手术治疗,可以缩短疗程,预防并矫正畸形,减少肢体残疾和复发。手术方法包括脓肿切开引流术、病灶清除术及关节融合术等。

(六)护理措施

1. 缓解疼痛

(1)环境和体位:保持病室整洁、安静、舒适、空气流通。疼痛较轻者,指导其采取合适体位,减少局部压迫和刺激以缓解疼痛。

(2)局部制动:疼痛严重者,严格卧床休息,减少局部活动,行轴线翻身。

(3)合理用药:合理抗结核治疗,控制病变发展。必要时给予药物镇痛。

(4)心理护理:注意了解患者心理状态,解除患者顾虑。护士应耐心向患者及其家属解释手术的意义,以使患者提高对手术的信心,积极配合手术治疗。

2. 改善营养状况

(1)饮食:鼓励患者摄取高热量、高蛋白、高维生素饮食,注意膳食结构的均衡、多样化及色、香、味,以增进患者食欲。

(2)营养支持:若患者食欲差,经口摄入难以满足,可遵医嘱为患者提供肠内及肠外营养支持。

(3)输血:对有贫血或严重低蛋白血症的患者,根据医嘱给予分次输新鲜血或人体清蛋白,维持血红蛋白在 100 g/L 以上;凝血功能较差者,术前给予改善凝血功能。

3. 维持有效的气体交换

(1)加强病情观察。

(2)保持呼吸道通畅:指导患者正确咳嗽和有效咳痰。病情允许情况下定时翻身、叩背,以松动分泌物,可给予雾化吸入,使之易于咳出。为呼吸困难患者及时提供氧气吸入,严重呼吸困难者,应行气管插管或切开,呼吸机辅助通气。

4. 抗结核药物治疗的护理

(1)观察药物疗效:若用药后体温下降、食欲改善、体重增加、局部疼痛减轻及红细胞沉降率正常或接近正常,说明药物有效,可进行手术治疗。

(2)观察有无药物不良反应:用药过程中若出现眩晕、口周围麻木、耳鸣、听力异常、肢端疼痛、麻木、恶心、肝功能受损等改变,及时通知医师调整药物。

5. 功能锻炼

活动量视患者病情和体力而定,循序渐进,持之以恒。

## 第五节 骨 肿 瘤

### 一、骨软骨瘤

**(一)疾病概述**

1.概念

骨软骨瘤是指骨表面被覆软骨帽的骨性突起物,来源于软骨,是常见的良性骨肿瘤。本病多发生于青少年,随人体发育增大,当骨骺线闭合后,其生长也停止,多见于10~20岁青少年,男性多于女性。骨软骨瘤可分为单发性与多发性两种,以单发性骨软骨瘤多见,也叫外生骨疣,约有1%的单发性骨软骨瘤可恶变;多发性骨软骨瘤也叫骨软骨瘤病,多数有家族遗传病史,具有恶变倾向。多见于长骨干骺端,如股骨远端、胫骨近端和肱骨近端。

2.临床表现

绝大多数无自觉症状,多因无意中发现骨性包块而就诊。骨性包块生长缓慢,增大到一定程度可压迫周围组织,如肌腱、神经、血管等,出现相应压迫症状或发生继发性滑囊炎和病理性骨折等。多发性骨软骨瘤可妨碍正常骨的生长发育,以致患肢有短缩、弯曲畸形。若患者出现疼痛加重、肿块突然增大,应考虑恶变为继发性软骨肉瘤的可能。

3.辅助检查

X线检查表现单发或多发,在干骺端可见从皮质突向软组织的骨性突起,可单发或多发,基底部可窄小成蒂或宽扁无蒂,其皮质和松质骨与正常骨相连,彼此髓腔相通。软骨帽和滑囊一般不显影,或呈不规则钙化影。X线片可见原来稳定的软骨瘤再度生长、骨质破坏和钙化不规则等表现。

4.病理学表现

骨软骨瘤是一个带蒂或无柄的骨性隆起,其结构可分为3层。

(1)表层为一薄层纤维组织组成,即纤维包膜,和相邻骨膜相连。

(2)中层为软骨帽盖,由灰白略带蓝色的透明软骨组成,镜下与正常软骨骺板相似,表层软骨细胞及基质组织较不成熟,愈近底层愈成熟,交界处的成熟软骨细胞排列成柱状,并见钙化及骨化现象。

(3)基底部为肿瘤主体,含有黄髓的骨松质,与患骨相连。

5.治疗原则

一般不需要治疗。若肿瘤生长过快,有疼痛或影响关节畸形者;压迫神经、血管及肿瘤自身发生骨折时;肿瘤表面滑囊反复感染者;或病变活跃有恶变可能者应行切除术。切除应从肿瘤基底四周部分正常骨组织开始,包括纤维膜或滑囊、软骨帽等,以免复发。

(二)护理评估

1.一般评估

(1)健康史。①一般情况:了解患者的职业、工作环境和生活习惯,有无外伤史和骨折史。②既往史:既往有无其他部位肿瘤史,家中有无类似病史者。

(2)生命体征(T、P、R、BP):按护理常规监测生命体征。

(3)患者主诉:发现局部包块。

(4)相关记录:包块部位、大小、质地、皮温、边界、有无压痛、与周围组织有无粘连、关节活动度等。X线拍片及实验室检查等结果记录。

2.身体评估

(1)术前评估。①视诊:包块部位、肢体有无畸形。②触诊:包块质地、皮温、边界、有无压痛、与周围组织有无粘连。③动诊:关节活动度。④量诊:包块周径大小,肢体周径大小。

(2)术后评估。①视诊:伤口愈合情况、局部有无突起。②触诊:局部皮温、有无压痛。③动诊:关节活动度。④量诊:肢体周径大小。

3.心理-社会评估

评估患者(家属)心理状态、家庭及社会支持情况、患者(家属)对该疾病的相关知识了解程度及自身文化程度等。

4.治疗效果的评估

(1)非手术治疗评估要点:定期复查,严密观察肿块有无增大,有无影响相关部位生理功能。

(2)手术治疗评估要点:肿块的部位、大小及其与周围组织的关系。

(三)主要护理诊断

1.焦虑、恐惧

焦虑、恐惧与肢体功能障碍及担心疾病预后有关。

2.躯体活动障碍

躯体活动障碍与疼痛及肢体功能受损有关。

3.知识缺乏

缺乏术后康复知识。

4.潜在并发症

病理性骨折、医源性神经损伤。

(四)主要护理措施

1.休息

以卧床休息为主,避免患肢负重,防止病理性骨折。

2.饮食

鼓励患者进食高热量、高蛋白、高维生素食物。

3.心理护理

患者一旦被诊断为患了肿瘤,心理会受到严重的刺激,常表现为焦虑、恐惧、悲观的心理,应主动与患者沟通,了解其产生焦虑、恐惧的具体原因。解释骨软骨瘤属良性骨肿瘤,无症状者,无须治疗;有症状者,可手术切除,向患者介绍治疗方法。

4.缓解疼痛

为患者提供安全舒适的环境,并与其讨论疼痛的原因和缓解方法。指导患者应用非药物方法缓解疼痛,若疼痛不能控制,可遵医嘱应用镇痛药物,观察镇痛药物的效果,注意其不良反应。

5.提供术后康复的相关知识

术后抬高患肢,预防肿胀,观察敷料有无渗血,肢体远端有无感觉和运动异常,若发现异常,应立即配合医师处理并采取相应护理措施。骨软骨瘤手术一般对关节功能的影响较小,术后伤口愈合后即可下地开始功能锻炼。

6.并发症护理

(1)预防病理性骨折:提供无障碍环境,教会患者正确使用拐杖等助行器,避免肢体负重,预防病理性骨折。

(2)防止医源性神经损伤:肿瘤分离和切除时易损伤神经,麻醉清醒后密切观察神经症状和体征,下肢手术者,注意观察小腿处有无疼痛、麻木,嘱咐患者活动足趾及踝关节,以观察踝关节的背伸、跖屈、伸趾功能并与术前比较。上肢手术者,观察手指及腕关节活动、麻木情况。尽早发现医源性神经损伤的表现,及时处理。

7.健康教育

(1)功能锻炼:上肢手术者,可行用力握拳、伸指运动。下肢手术者,指导行踝关节背伸、股四头肌等长收缩活动及主动伸屈各关节。

(2)出院指导：讲解康复期功能锻炼的重要性，避免摔倒，术后定期复查X线，以了解肿瘤切除部位的骨修复及早期发现有无肿瘤原位局部复发。

### (五)护理效果评估

(1)患者伤口恢复良好，未影响生活质量及生理功能。

(2)患者未发生相关并发症。

## 二、骨巨细胞瘤

### (一)疾病概述

**1.概念**

骨巨细胞瘤是较常见的原发性骨肿瘤，以往认为骨巨细胞瘤是介于良性与恶性之间的溶骨性肿瘤，后来发现其复发率较高且有低转移率，故认为本病属于潜在恶性或低度恶性肿瘤。发病年龄多在20～40岁，女性多于男性，好发部位为股骨远端和胫骨近端，其次为肱骨近端和桡骨远端。

**2.病理生理**

瘤组织以单核基质细胞及多核巨细胞为主要结构。根据两种细胞的分化程度及数量，骨巨细胞瘤可分为3级：①Ⅰ级，基质细胞稀疏，核分裂少，多核巨细胞甚多；②Ⅱ级，基质细胞多而密集，核分裂较多，多核巨细胞数量减少；③Ⅲ级，以基质细胞为主，核异型性明显，核分裂极多，多核细胞很少。因此，Ⅰ、Ⅱ级为良性，Ⅲ级为恶性。虽然肿瘤的生物学行为，良恶性并不完全与病理分级一致，但分级对肿瘤属性和程度的确定及治疗方案的制订仍有较大程度的参考价值。

**3.临床表现**

主要症状为疼痛和肿胀，瘤内出血或病理性骨折时疼痛加重。局部包块压之有乒乓球样感觉和压痛，病变的关节活动受阻。疼痛最早出现，一般不剧烈。局部可有轻压痛，皮温增高，可触及局部肿物，病变邻近关节活动受限。可有病理性骨折。

**4.辅助检查**

(1)X线检查：长骨骨骺处偏心性溶骨性破坏，骨皮质膨胀变薄，界限较清晰，周围无骨膜反应。病变常累及邻近干骺端，有时甚至侵犯到关节。溶骨性破坏可呈"肥皂泡"样改变。合并病理性骨折者可见骨折影像。

(2)血管造影：可显示肿瘤血管丰富，并有动静脉瘘形成。

**5.治疗原则**

以手术治疗为主。常用手术方式如下。①刮除植骨术:肿瘤较小者,可采用病灶彻底刮除加灭活处理,再用松质骨和骨水泥填充,但术后易复发。②瘤段切除术:对于术后复发、肿瘤较大或伴病理性骨折者,行肿瘤节段截除、假体植入。③截肢术:对于恶性无转移者,可行广泛、根治性切除或截肢术。

对于手术清除肿瘤困难者,可试行放射治疗。放射治疗也可作为术后辅助治疗方法,但照射后易发生肉瘤变,应慎用。本病对化学治疗不敏感。

**(二)护理评估**

**1.一般评估**

(1)健康史。①一般情况:了解患者的职业、工作环境和生活习惯,特别注意有无长期接触化学致癌物质、放射线等,有无外伤史和骨折史。评估患者的肢体疼痛的性质、程度。②既往史:既往有无其他部位肿瘤史,家中有无类似病史者。

(2)生命体征(T、P、R、BP):按护理常规监测生命体征。

(3)患者主诉:局部疼痛、肿胀,关节活动受限。

(4)相关记录:疼痛的部位及性质、持续时间,肿块部位、大小、质地、皮温、边界、有无压痛、与周围组织有无粘连、关节活动度等。X线片及实验室检查等结果记录。

**2.身体评估**

(1)术前评估。①视诊:肢体的肿胀部位及程度、肢体有无畸形。②触诊:包块质地、皮温、边界、有无压痛、与周围组织有无粘连。③动诊:关节活动度。④量诊:包块周径大小,肢体周径大小。

(2)术后评估。①视诊:伤口愈合情况、肢体肿胀程度。②触诊:局部皮温、有无压痛。③动诊:关节活动度。④量诊:肢体周径大小。

**3.心理-社会评估**

患者对疾病预后、拟采取的手术、化学治疗方案及术后康复知识了解和掌握程度,手术可能导致的并发症、生理功能改变的恐惧、焦虑程度和心理承受能力。

**4.治疗效果的评估**

(1)非手术治疗评估要点:定期复查,严密观察肿块有无增大、恶变,有无影响相关部位生理功能。

(2)手术治疗评估要点:肿块的部位、大小及其与周围组织的关系,有无转移。

**(三)主要护理诊断**

(1)焦虑、恐惧与肢体功能丧失或对预后的担心有关。

(2)疼痛与肿瘤压迫周围组织有关。

(3)躯体活动障碍与疼痛及肢体功能受损有关。

(4)潜在并发症:病理性骨折。

**(四)主要护理措施**

1. 心理护理

骨巨细胞瘤为潜在恶性肿瘤,患者担心手术和预后。多与患者沟通,建立良好的护患关系,了解患者的问题所在,有针对性地予以指导,耐心解答问题,消除不良心理,保持患者情绪稳定,能接受并配合治疗。

2. 减轻疼痛

保持病房安静,指导患者保持舒适体位,转移患者的注意力。疼痛较轻者可采用放松疗法、理疗等;疼痛严重者,可遵医嘱应用芬太尼、哌替啶等止痛药物,以减轻疼痛。尽量减少护理操作中的疼痛,避免不必要的搬动。

3. 增强舒适感

抬高患肢 $20°\sim30°$,避免腘窝受压。鼓励患者进行功能锻炼,预防肌萎缩和关节僵硬。协助生活护理。

4. 用药护理

若为恶性肿瘤,按肿瘤患者放射治疗的常规护理。

5. 并发症的护理

防止病理性骨折,对骨破坏严重者,应用小夹板或石膏固定患肢;对股骨近端骨质破坏严重者,除固定外,还应同时牵引,以免关节畸形。为避免骨折的发生,需告知患者避免跑、跳等剧烈运动,护理上要求搬运患者要轻柔,避免暴力,活动不便者应协助翻身。一旦发生骨折,应按骨折患者进行护理。

6. 健康教育

(1)功能锻炼:鼓励患者进行功能锻炼,预防肌萎缩和关节僵硬。术后病情平稳即可开始患肢肌肉的等长收缩和足趾活动;术后1~2周逐渐开始关节活动。人工髋关节置换者练习外展运动,术后两周扶拐下地,训练站立负重;人工膝关节置换者练习伸屈运动;异体骨与关节移植者,根据愈合程度,逐渐增加活动量,以防异体骨发生骨折。

(2)出院指导:讲解康复期功能锻炼的重要性及意义,使患者出院后能自觉地坚持功能锻炼。除住院期间注意的问题外,出院后还要注意在练习行走时不可跌倒,术后定期复查 X 线,以了解肿瘤切除部位的骨修复及早期发现有无肿瘤复发。

**(五)护理效果评估**

(1)患者情绪稳定,积极乐观地配合治疗。

(2)患者疼痛减轻或消失。

(3)肢体的活动功能得到最大程度的改善,以及在此期间无病理性骨折发生。

(4)患者能复述患肢功能锻炼和放射治疗的相关知识。

### 三、骨肉瘤

**(一)疾病概述**

1.概念

骨肉瘤是最常见的原发性恶性骨肿瘤,其组织学特点是瘤细胞直接形成骨样组织或未成熟骨。瘤体一般呈梭形,恶性程度高,预后差。可累及骨膜、骨皮质及髓腔,病灶切面呈鱼肉状,棕红或灰白色。骨肉瘤最多发于10~20岁青少年,40岁以上发病多为继发性,男性多于女性。好发部位为股骨远端、胫骨近端和肱骨的干骺端。本病病因不明,研究显示与遗传学因素、病毒感染、放射线损伤相关。

2.临床表现

主要症状为局部疼痛,早期症状为局部隐痛,可发生在肿瘤出现以前,起初为间断性疼痛,逐渐发展为持续性剧烈疼痛,尤以夜间为甚。可伴有局部肿块,附近关节活动受限。局部表面皮温增高,静脉怒张。可伴有全身恶病质表现。可伴有病理性骨折,多见于以溶骨性病变为主的骨肉瘤。肺转移发生率高。核素骨显像可以确定肿瘤的大小及发现转移病灶。化验检查可用来检测病变的状态。

晚期患者表现为恶性肿瘤晚期的典型症状:贫血、消瘦、食欲缺乏、体重下降、发热等。

3.辅助检查

(1)X 线检查:X 线显示病变多起于长骨干骺端,表现为成骨性、溶骨性或混合性骨质破坏。肿瘤生长顶起骨外膜,骨膜下产生新骨,表现为三角状骨膜反应阴影,称 Codman 三角;若恶性肿瘤生长迅速,超出骨皮质范围,同时血管随之长入,肿瘤骨与反应骨沿放射状血管方向沉积,表现为"日光射线"形态。

(2)影像学检查与诊断:计算机体层显像是检测肺部转移病灶最为常见的手段,可对肿瘤进行大小、计算机体层显像值的测量及分析。磁共振成像敏感性更高,更全面,对松质骨的观察变化尤为灵敏。冠状位 $T_1$ 相可以显示肿瘤髓腔内侵犯的范围,而 $T_2$ 相可显示软组织肿块的侵及范围。骨扫描可以用于排除骨内的跳跃和转移灶。

(3)实验室检查:①碱性磷酸酶升高帮助诊断和判断术后的复发。②血清碱性磷酸酶及乳酸脱氢酶对评估患者的预后有重要意义。

临床上70%以上的骨肉瘤患者,碱性磷酸酶升高,而且手术及化学治疗后明显下降。复发或转移时,又可再次升高,因此,可作为观察病情转归的重要参考指标。

4.病理学表现

目前病理学上经典的骨肉瘤被定义为高度恶性肉瘤样基质和恶性成骨细胞直接产生肿瘤性骨样组织或骨的一类肿瘤。肿瘤常出现中心矿化,周围为不成熟且缺乏矿化的骨组织,肿瘤细胞常出现间变,伴有异型细胞核和双着丝点。肿瘤可以有向成软骨细胞或成纤维细胞分化的区域,但只要存在小片区域的肿瘤骨样基质区域就可以诊断为骨肉瘤。

5.治疗原则

骨肉瘤采用以手术为主的综合治疗。明确诊断后,及时进行新辅助化学治疗,目的是消灭微小转移灶,然后根据肿瘤浸润范围做根治性切除瘤段、灭活再植或置入假体的保肢手术。无保肢条件者行截肢术,截肢平面应超过患骨的近侧关节。术后继续大剂量化学治疗。近年来由于早期诊断和化学治疗迅速发展,骨肉瘤的5年存活率大大提高。

(二)护理评估

1.一般评估

(1)健康史。①一般情况:了解患者的职业、工作环境和生活习惯,特别注意有无长期接触化学致癌物质、放射线等,有无外伤史和骨折史。评估患者的肢体疼痛的性质、程度。②既往史:既往有无其他部位肿瘤史,家中有无类似病史者。

(2)生命体征(T、P、R、BP):按护理常规监测生命体征。

(3)患者主诉:呈进行性加重的疼痛,局部可触及肿块。

(4)相关记录:疼痛的部位及性质、持续时间、肿块部位、大小、质地、皮温、边界、有无压痛、与周围组织有无粘连、表浅静脉怒张等。肢体有无畸形,关节活动是否受限。患者有无消瘦、体重下降、营养不良等恶病质表现,重要脏器功能是否正常,能否耐受手术和化学治疗。

2.身体评估

(1)术前评估。①视诊:肢体的肿胀部位及程度、肢体有无畸形。②触诊:包块质地、皮温、边界、有无压痛、与周围组织有无粘连。③动诊:关节活动度。④量诊:包块周径大小,肢体周径大小。

(2)术后评估。①视诊:伤口愈合情况、肢体肿胀程度。②触诊:局部皮温、有无压痛。③动诊:关节活动度。④量诊:肢体周径大小。

3.心理-社会评估

肿瘤治疗过程持续时间长、损害较大,常造成身体外观的改变和遗留残疾,对患者的身心健康影响很大。评估患者(家属)心理状态、家庭及社会支持情况,患者(家属)对该疾病相关知识的了解程度。

4.治疗效果的评估

(1)非手术治疗评估要点。①化学治疗前评估:做好解释工作,了解患者的心理承受能力;测量体重,由于化学治疗的药物大多是按体重计算,应严格准确测量体重。②化学治疗中评估:评估化学治疗所带给患者的不良反应,如胃肠道反应、心脏毒性、肾脏毒性、骨髓抑制、皮肤毒性、脱发等。③化学治疗后评估:严密观察白细胞、血小板及肝肾功能的变化,做好防护措施。

(2)手术治疗评估要点。①影像资料评估:观察肿块的大小、了解肿瘤有无与周围组织粘连、了解有无肿瘤转移。②病理检查评估:确认肿瘤穿刺活检结果。

**(三)主要护理诊断**

(1)疼痛与肿瘤浸润压迫周围组织、手术创伤、术后幻肢痛有关。

(2)营养失调:低于机体需要量与化学治疗有关。

(3)躯体移动障碍与疼痛、关节功能受限及制动有关。

(4)自我形象紊乱与化学治疗引起的不良反应有关。

(5)潜在并发症。①病理性骨折:与骨质破坏有关。②有深静脉血栓的危险:与肢体制动或长期卧床有关。③医源性神经损伤:与手术有关。

**(四)主要护理措施**

1.休息

肿瘤对骨质的破坏大,易发生病理性骨折,故应卧硬板床,避免下地负重等。

2.疼痛护理

卧床休息,采取舒适的体位。观察疼痛的程度、性质、时间,并进行疼痛评分,指导患者采用转移注意力、听音乐等放松技巧,操作时动作轻柔,按医嘱给予止痛药。可采用三阶梯止痛法。

3.改善营养状况

鼓励患者进食高蛋白、高热量、高维生素、易消化饮食,多饮水,饮食应清淡,避免进食辛辣、煎炸、腌制食品,多吃水果蔬菜。必要时可遵医嘱提供肠内或肠外营养。

4.增强舒适感

观察患肢肢端感觉、活动、血液循环情况,抬高患肢20°～30°,避免腘窝受压,协助患者每两小时轴线翻身。鼓励患者进行功能锻炼,预防肌萎缩和关节僵硬。协助生活护理,满足患者日常生活需要。

5.促进患者对自我形象的认可

向患者解释脱发只是暂时现象,停药后再生,也可以戴假发或帽子修饰。

6.化学治疗护理

(1)化学治疗前:向患者解释化学治疗的目的、可能出现反应及预防措施,取得患者的配合。

(2)化学治疗中:了解患者检验、检查结果,如血常规、血生化、胸片等,观察化学治疗药物的不良反应,如骨髓抑制、胃肠道反应、口腔溃疡、心脏毒性、肾脏毒性、皮肤毒性、脱发等。若白细胞数$<4\times10^9/L$或血小板数$<6\times10^9/L$应暂停化学治疗。观察尿量,24小时尿量$>3\,500\,mL$。观察体温的变化,病房应每天紫外线灯消毒,减少探视。

(3)化学治疗后:定时检查血常规及血生化的变化,避免去人多聚集的地方。进食清淡、富有营养的饮食,增强体质。

7.并发症的护理

(1)防止病理性骨折:骨肉瘤患者多伴患处局部肿块,关节功能活动受限等,使患者行走不便,易造成病理性骨折。为避免骨折的发生,需告知患者避免跑、跳等剧烈运动,护理上要求搬运患者要轻柔,避免暴力,活动不便者应协助翻身,对已有骨折的患者在给予石膏固定或牵引后按常规护理。

(2)防止深静脉血栓:深静脉血栓形成是下肢手术常见的并发症,由于术后卧床、肢体制动,使下肢静脉血流缓慢,密切观察患肢皮肤的颜色、温度、活动、感觉、肿胀、疼痛等情况。抬高患肢,早期指导患者行踝泵运动、股四头肌等长收缩,并采用气压治疗、穿抗血栓压力袜或使用抗凝剂,可有效地防止深静脉血栓。

(3)防止医源性神经损伤:肿瘤分离和切除时易损伤神经,麻醉清醒后密切观察神经症状和体征,下肢手术者,注意观察小腿处有无疼痛、麻木,嘱咐患者活动足趾及踝关节,以观察踝关节的背伸、跖屈、伸趾功能并与术前比较。上肢手术者,观察手指及腕关节活动、麻木情况。尽早发现医源性神经损伤的表现,及时处理。

8.截肢术后护理

(1)体位:术后24~48小时应抬高患肢,预防肿胀。下肢截肢者,每3~4小时俯卧20~30分钟,并将残肢予枕头支托,压迫向下;仰卧位时,不可抬高患肢,以免造成膝关节的屈曲挛缩。

(2)观察和预防术后出血:由于术中止血不彻底,组织处理不妥当,血管断端结扎线脱落,残端受到意外创伤,均可造成残端大出血。注意观察截肢术后肢体残端的渗血情况,创口引流液的性质和量。对于渗血较多者,可用棉垫加弹性绷带加压包扎;若出血量较大,应立即扎止血带止血,并告知医师,配合处理。故截肢术后患者床边应常规放置止血带,以备急用。

(3)幻肢痛:绝大多数截肢患者在术后相当长的一段时间内感到已切除的肢体仍然在疼痛或其他异常感觉,称为幻肢痛。这是由于术前肿瘤侵袭压迫附近组织造成剧烈的疼痛,对皮质中枢刺激形成兴奋灶,术后未能一时消失,疼痛多为持续性,尤以夜间为甚,属精神因素性疼痛。引导患者注视残肢,接受截肢的现实。应用放松疗法等心理治疗手段逐渐消除幻肢感。对于持续时间长的患者,可轻叩残端,或用理疗、封闭、神经阻断的方法消除幻肢痛。

(4)残端护理:观察残端伤口的皮肤愈合情况,注意有无压痛。术后两周开始用弹性绷带每天反复包扎,均匀压迫残端,促进软组织收缩;残端按摩、拍打及蹬踩,增加残端的负重能力。指导患者每天用中性肥皂清洗残端,但不能浸泡或在残端上涂擦冷霜或油,以免软化残端的皮肤,也不可擦乙醇,以免皮肤干裂。制作临时义肢,鼓励患者拆线后尽早使用,可消除水肿,促进残端成熟,为安装义肢做准备。

9.心理护理

护士理解患者的心理变化,给予心理安慰和支持,消除害怕和焦虑,使患者情绪稳定,耐心向患者解释病情,根据患者的心理状态,注意保护性医疗措施。解释治疗措施尤其是手术治疗对于挽救生命、防止复发和转移的重要性。通过语言、表情、举止和态度给患者良性刺激,使患者乐观的对待疾病和人生。

(五)护理效果评估

(1)患者安全度过化学治疗期。
(2)疼痛缓解,无疼痛症状和体征。
(3)肌肉、关节得以恢复,能满足日常活动需要。
(4)能正确面对自我形象改变。
(5)保肢治疗患者,假体关节活动良好,患者可下床活动。
(6)截肢治疗患者,残端愈合塑形好,利于安装义肢。

# 参 考 文 献

[1] 张蕾.实用护理技术与专科护理常规[M].北京:科学技术文献出版社,2019.
[2] 贺吉群,肖映平,许琼.全彩骨科手术护理[M].长沙:湖南科学技术出版社,2022.
[3] 张红,黄伦芳.外科护理查房[M].北京:化学工业出版社,2021.
[4] 李文锦.新编护理理论与临床实践[M].长春:吉林科学技术出版社,2019.
[5] 肖娟.实用护理技术与专科护理规范[M].长春:吉林科学技术出版社,2020.
[6] 张薇薇.基础护理技术与各科护理实践[M].开封:河南大学出版社,2021.
[7] 尹方华.临床护理理论与操作[M].天津:天津科学技术出版社,2019.
[8] 潘洪燕,龚姝,刘清林,等.实用专科护理技能与应用[M].北京:科学技术文献出版社,2020.
[9] 刘峥.临床专科疾病护理要点[M].开封:河南大学出版社,2021.
[10] 庄莉.专科护理技术与操作实践[M].长春:吉林大学出版社,2019.
[11] 赵安芝.新编临床护理理论与实践[M].北京:中国纺织出版社,2020.
[12] 袁越,宋春梅,李卫,等.临床常见疾病护理技术与应用[M].青岛:中国海洋大学出版社,2021.
[13] 江蕊,王冠容,范乐莉,等.现代实用手术室护理[M].北京:科学技术文献出版社,2019.
[14] 于翠翠.实用护理学基础与各科护理实践[M].北京:中国纺织出版社,2022.
[15] 张祁,吴科敏.普外科常见病临床诊疗方案与护理技术[M].北京:中国纺织出版社,2021.
[16] 邓雄伟,程明,曹富江.骨科疾病诊疗与护理[M].北京:华龄出版社,2022.
[17] 张红芹,石礼梅,解辉,等.临床护理技能与护理研究[M].哈尔滨:黑龙江科学技术出版社,2022.

[18] 李庆印,张辰.心血管病护理手册[M].北京:人民卫生出版社,2022.

[19] 王玉春,王焕云,吴江,等.临床专科护理与护理管理[M].哈尔滨:黑龙江科学技术出版社,2022.

[20] 庄虔雯.临床常见普外科疾病护理学新编[M].北京:科学技术文献出版社,2020.

[21] 任洁娜.外科护理学实用技术[M].上海:复旦大学出版社,2021.

[22] 赵衍玲,梁敏,刘艳娜,等.临床护理常规与护理管理[M].哈尔滨:黑龙江科学技术出版社,2022.

[23] 马英莲,荆云霞,郭蕾,等.临床基础护理与护理管理[M].哈尔滨:黑龙江科学技术出版社,2022.

[24] 孙慧,刘静,王景丽,等.基础护理操作规范[M].哈尔滨:黑龙江科学技术出版社,2022.

[25] 杜仕秀.临床普外科疾病护理[M].长春:吉林科学技术出版社,2019.

[26] 栾彬,李艳,李楠,等.现代护理临床实践[M].哈尔滨:黑龙江科学技术出版社,2022.

[27] 高淑平.专科护理技术操作规范[M].北京:中国纺织出版社,2021.

[28] 王晓艳.临床外科护理技术[M].长春:吉林科学技术出版社,2019.

[29] 王秀卿.实用专科护理指导[M].天津:天津科学技术出版社,2020.

[30] 于红,刘英,徐惠丽,等.临床护理技术与专科实践[M].成都:四川科学技术出版社,2021.

[31] 安旭姝,曲晓菊,郑秋华.实用护理理论与实践[M].北京:化学工业出版社,2022.

[32] 王丹丹.现代护理学理论与基础医学研究[M].汕头:汕头大学出版社,2020.

[33] 吴雯婷.实用临床护理技术与护理管理[M].北京:中国纺织出版社,2021.

[34] 杨平.现代护理基础理论与实践[M].长春:吉林科学技术出版社,2019.

[35] 孟丽萍.护理理论与技术实践[M].天津:天津科学技术出版社,2020.

[36] 高卫卫.临床护理路径在支气管哮喘护理中的应用[J].中华养生保健,2022,40(23):132-135.

[37] 庄颖青.人性化护理模式用于焦虑症合并高血压护理中的价值[J].心血管病防治知识:学术版,2022,12(24):45-48.

[38] 张淋娜.普外科护理存在的不安全因素及干预措施[J].临床医药文献杂志(电子版),2019,26(31):107.